Norbert Treutwein

Rat und Hilfe bei Übersäuerung

Die besten Rezepte für die Entsäuerungskur. Mit gezielter Ernährung, Darmsanierung und Bewegung Krankheiten vorbeugen und behandeln

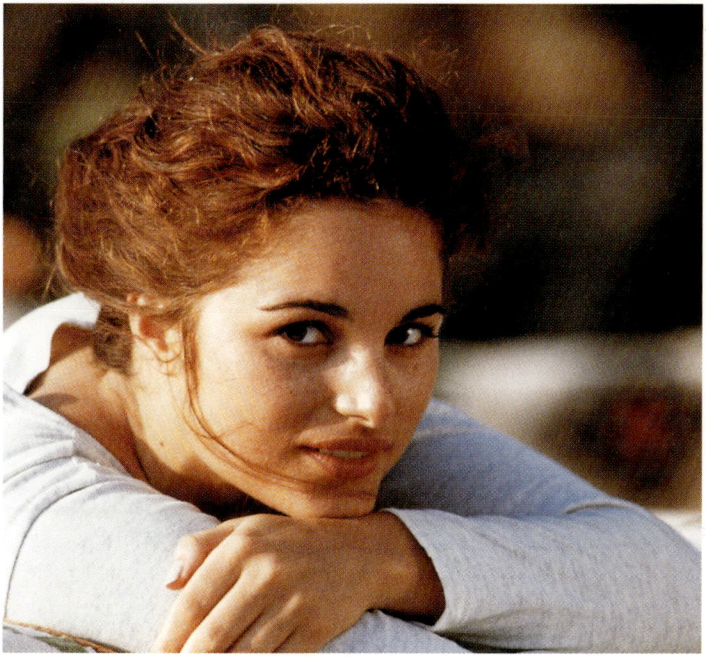

SÜDWEST

Inhalt

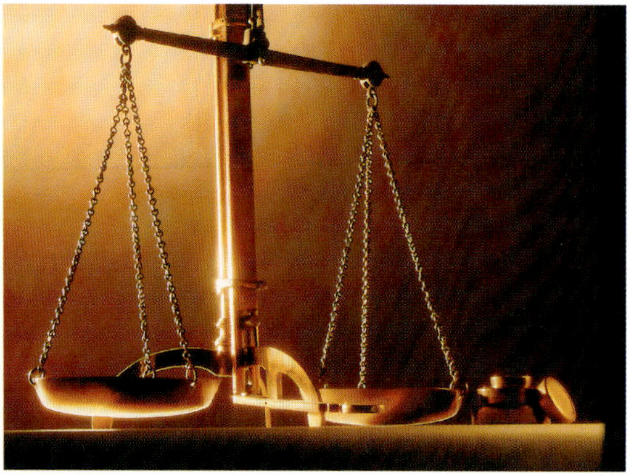

Die gesunde Balance zwischen Säuren und Basen im Körper.

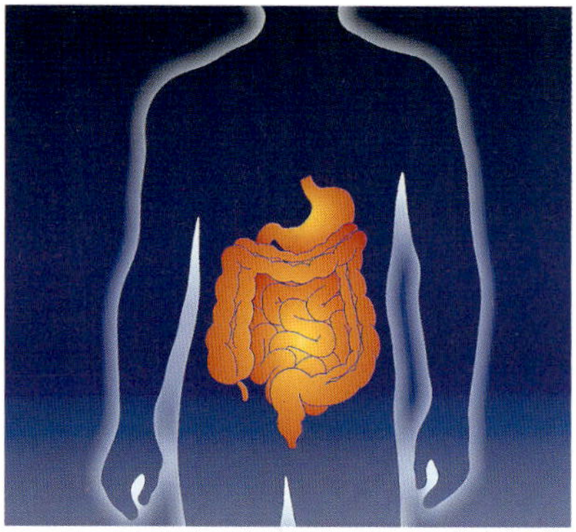

Wenn Säuren die Verdauung belasten …

Gesunde Ernährung – gewusst wie.

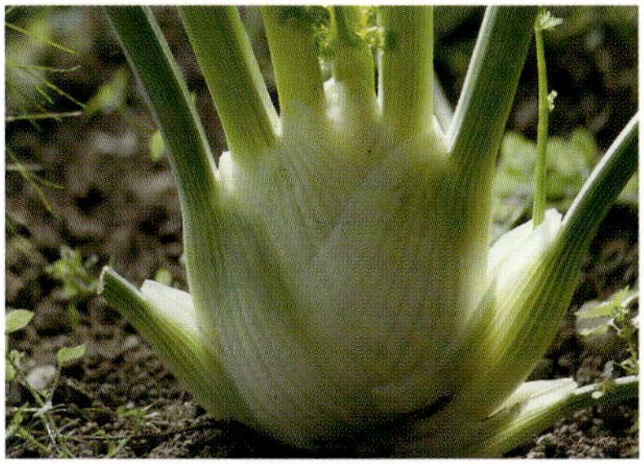

Bewegung an der frischen Luft verlängert das Leben.

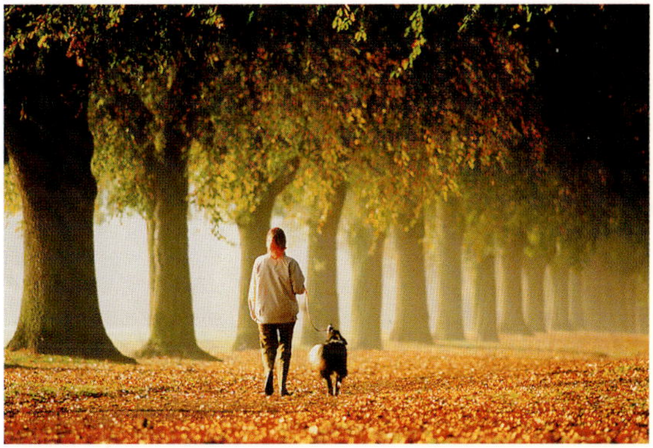

Vorwort

Übersäuerung ist kein unabwendbares Schicksal. Es gibt einen Weg, ihr entgegenzuwirken oder sie sogar ganz zu vermeiden. Gehen Sie diesen Weg. Machen Sie einfach mit, und Sie werden feststellen, wie sehr sich Ihr Wohlbefinden und Ihre Leistungsfähigkeit steigern.

Fische kennen keine Übersäuerung. Sie haben es gut, denn sie existieren im Meer, in der Ursuppe, aus der alles Leben dieser Erde stammt. Im Meerwasser sind sämtliche Mineralstoffe gelöst, die wir zum Leben brauchen. Frühe Lebensformen haben sich im Meer entwickelt und sich dabei dem üppigen Nährstoffangebot angepasst. Seit jedoch die Lebewesen das Meer verließen, laufen sie Gefahr, nicht mehr optimal mit allen lebenswichtigen Mineralien versorgt zu werden.

Im Lauf der Geschichte haben sich sehr unterschiedliche Nahrungsgewohnheiten entwickelt, um diesem ständig drohenden Mangel an Mineralstoffen entgegenzuwirken. Beim üppigen Nahrungsangebot unserer Zeit sollte man meinen, dass Mangelernährung kein Thema sei, doch leider führen die Ernährungsgewohnheiten der meisten von uns zu der allgemeinen Verbreitung von Übersäuerungszuständen, da auf Mineralstoffe weitgehend nicht geachtet wird.

Ein Thema, das alle angeht

Die medizinische Forschung wird allmählich auf die Bedeutung der Säure-Basen-Balance im menschlichen Körper aufmerksam. Immer mehr naturmedizinisch orientierte Ärzte begreifen, wie wichtig es für den Menschen ist, das entgleiste Verhältnis von Säuren und Basen im Körper wieder in den Griff zu bekommen.

Verantwortlich für viele Krankheiten

Dass das Thema »Übersäuerung« auch junge Menschen angeht, bewies eine Veranstaltung, auf der Professor Heinz Liesen, der frühere medizinische Betreuer der Fußballnationalmannschaft, Vizepräsident der Gesellschaft für Mineralstoffe und Spurenelemente und des Deutschen Sportärztebundes hervorhob, dass der Mangel an basischen Mineralstoffen wie Natrium, Kalzium, Kalium und Magnesium und an lebenswichtigen Spurenelementen wie Eisen, Zink, Mangan, Kupfer, Molybdän, Chrom und Selen nicht nur Leistungssportler und hart trainierende Freizeitsportler betrifft, sondern die gesamte Bevölkerung. Er machte auch darauf aufmerksam, dass eine Mangelversorgung, die im jüngeren Alter entsteht, sich bei älteren Menschen noch extrem verstärkt. Der Organismus nimmt dann nämlich die Mineralstoffe aus der Nahrung wesentlich schlechter auf. Säure macht also krank und Krankheit macht sauer – ein Teufelskreis. Dieser Ratgeber wird Ihnen das Wissen an die Hand geben, wie Sie eine Übersäuerung durch gezielte Ernährung verhindern können. Dadurch werden Sie sich nicht nur insgesamt wohler fühlen, sondern Sie können auch viele Erkrankungen vermeiden, die durch ein zu saures Körpermilieu entstehen: Gicht, Darmpilzerkrankungen, rheumatische Krankheiten, Allergien sowie viele Gefäß- und Stoffwechselstörungen werden durch Übersäuerung verschlimmert oder sogar erst ausgelöst. Eine bewusste, ausgewogene Ernährung ist ein einfacher und genussvoller Weg, diesen Erkrankungen zu begegnen und sich fit und leistungsfähig zu fühlen. Wie einfach das geht, zeigen Ihnen auch die Rezepte, die wir am Ende des Buches für Sie zusammengestellt haben.

Viele Menschen fühlen sich beim Stichwort »Übersäuerung« nicht betroffen. Sie denken, diese Störung würde nur bei älteren Personen auftreten, wenn der Stoffwechsel nicht mehr so richtig funktioniert.

Übersäuerung ist weit verbreitet

Wir alle oder zumindest die meisten von uns leiden an Übersäuerung. Wenn Sie diesen Ratgeber gelesen haben, werden Sie auch wissen, warum das so ist. Aber es wird Ihnen auch klar sein, wie Sie diesem Teufelskreis entkommen können.

»Sauer macht dumm«, unter diesem Titel berichtete unlängst eine Zeitschrift für Mediziner über ein englisches Forscherteam, welches nachgewiesen hat, dass der pH-Wert des Gehirns einen deutlichen Einfluss auf die Intelligenz hat. In dieser Studie wurden britische Schulknaben im Alter von 6 bis 13 Jahren untersucht. Die Jungen, deren Gehirn den höchsten basischen Wert anzeigte, hatten einen Intelligenzquotienten (IQ) von weit über 100, manche sogar bis 138, was schon fast »Geniestufe« ist. Kinder mit »sauren« Gehirnen dagegen brachten lediglich mittelmäßige bis dürftige IQ zustande.

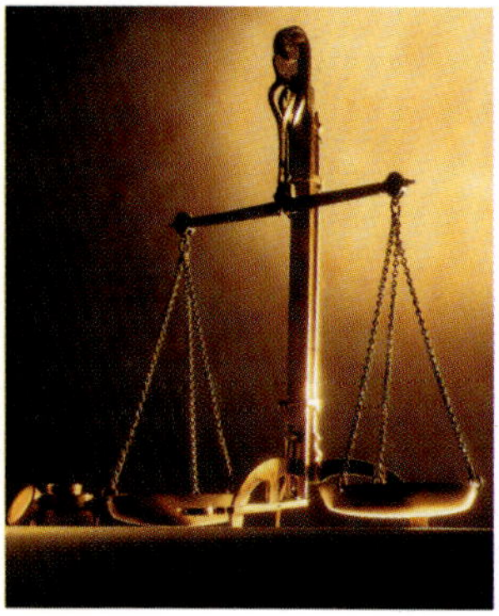

Ein ausgewogenes Verhältnis zwischen Säuren und Basen im Körper schützt vor Krankheiten und Beschwerden.

Säure verhindert Wohlbefinden

Gesundheit ist mehr als nur die Abwesenheit von Krankheit, sagen heute die Mediziner, und das ist auch die Definition, die die Weltgesundheitsorganisation (WHO) favorisiert. Aber was ist damit gemeint? Auch jemand, der keine Schmerzen hat, der nicht über Beschwerden klagt, muss noch lange nicht gesund sein, ebenso wenig wie derjenige gesund ist, dem das Leben keine rechte Freude macht oder der Schwierigkeiten mit der Verdauung hat. Gesundheit ist nach moderner Auffassung ein ganzes Stück mehr als bloß am Leben zu sein, und Krankheit beginnt nicht erst dann, wenn wichtige Körperfunktionen gestört sind oder Schmerzen das Leben unerträglich machen.

Vom sauren Regen haben Sie sicher schon gehört. Etwas ganz Ähnliches bedroht und unterhöhlt unsere Gesundheit. Der derzeitige Säurebericht über den Menschen klingt noch viel beunruhigender als die alljährlichen Waldschadensberichte. Mehr als 90 Prozent der Bundesbürger, so schätzen Mediziner, sind übersäuert.

Fehlt wirklich nichts?

Gesundheit bedeutet nämlich auch gerne zu leben, sich wohl zu fühlen. Wenn wir nach dieser modernen Art von Gesundheit streben, dann müssen wir zwangsläufig jenen häufig benutzten Satz mit großem Misstrauen betrachten, der lautet: »Was wollen Sie denn, Ihnen fehlt doch nichts!« Das mag objektiv betrachtet sogar stimmen. Der Blutdruck ist in Ordnung. Die Verdauung klappt einigermaßen. Der Schlaf ist weitgehend ungestört. Blutzucker ist kein Problem, auch die Harnsäure nicht. Die Augen brauchen zwar schon eine Brille, und die Beine werden schnell müde. Aber Schmerzen oder wirkliche Beschwerden können eigentlich nicht ausgesprochen werden. Fehlt also wirklich nichts? Freuen wir uns wirklich jeden Morgen darüber, aufstehen zu dürfen? Wenn wir keine rechte Freude am Leben haben, sind wir, wie man im Volksmund so schön sagt, »sauer«. Dieser Ausdruck trifft es genau. Scheinbar fehlt uns zwar nichts, wenn wir die Diagnosemaßstäbe der heutigen Medizin anlegen und Urin, Stuhl, Puls, Herzschlag, Gehirnströme, Blutfette, Blutzucker, Kniesehnenreflexe und die Farbe des Augapfels kritisch überprüfen lassen. Ohne Befund heißt es dann zumeist. Doch Beschwerden wie rätselhafte Müdigkeit, gelegentliche Gelenkschmerzen, depressive Stimmungen oder Verdauungsprobleme bleiben bestehen.

Die versteckte Krankheit

Sodbrennen, Magendrücken, Verdauungsprobleme, hat das nicht jeder mal? Die meisten wissen ja, dass sie sich vom Überangebot der Wohlstandsgesellschaft zu oft verführen lassen. Sie akzeptieren solche Beschwerden als unangenehme Folgen des überreichen Genusses, mit denen man jedoch leben kann. Aber auch solche Störungen sind Ausdruck eines richtiggehenden Krankheitsbildes, das überhaupt nicht diffus oder schleierhaft ist. All die verschiedenen Beschwerden sind Symptome einer so genannten latenten Übersäuerung. Latent bedeutet verborgen. Gemeint ist also eine Übersäuerung, die nicht auf den ersten Blick ins Auge fällt, die nicht durch ein typisches Symptom gekennzeichnet ist und die nicht einfach durch eine Routineurinprobe, eine Blutentnahme oder ein Elektrokardiogramm nachweisbar ist.

Aber dieses Krankheitsbild, das im Lauf der Jahre zu so ernsten Erkrankungen wie chronische Rückenschmerzen, rheumatischen Zuständen, Herzinfarkt, Hörsturz, Osteoporose oder Krebs führen kann, ist durchaus kein unausweichlicher Tribut an den Wohlstand.

Die Symptome einer Übersäuerung sind vielfältig. Sie lassen sich nicht immer so einfach dem Krankheitsbild der Übersäuerung zuordnen. Sie allerdings nicht zu behandeln, könnte man in Abwandlung der Rechtssprache als fahrlässige Gesundheitsgefährdung bezeichnen.

Wohlstand schlägt zurück

Um zu wissen, was getan und was vermieden werden sollte, müssen wir jedoch zuerst erkennen, was uns immer saurer werden lässt.

- Wir essen gerne und viel Fleisch, Fisch, Käse und Wurst, weil wir uns das leisten können und weil es schmeckt. Die genannten Lebensmittel sind reich an tierischen Eiweißen und führen im Körper zu Säure bildenden Stoffwechselvorgängen.
- Wir verspeisen Mengen, die ausreichen würden, zu Fuß die Alpen zu überqueren oder mit bloßen Händen eine Kathedrale zu erbauen –

aber wir arbeiten die aufgenommene Energie nicht vollständig ab. Das führt zu Übergewicht und ebenfalls zu Übersäuerung.

- Wir genießen wahre Fluten von Kaffee, Bier, Wein und Spirituosen – das sind allesamt Genussmittel, die auf unterschiedliche Weise die Säurefluten in unserem Körper vermehren. Gleiches gilt auch für das Rauchen.

Der menschliche Organismus funktioniert nur dann optimal, wenn ein ausgewogenes Verhältnis zwischen Säuren und Basen garantiert ist. Jede extreme Verschiebung dieser Säure-Basen-Balance bedeutet ein gesundheitliches Risiko.

Säuren und Basen im Gleichgewicht

Ursache vieler Erkrankungen

Vordergründig denkt man bei Übersäuerung und Basenmangel vor allem an eine Erkrankung von Magen, Bauchspeicheldrüse, Leber, Gallenblase und Darm. Es ist aber auch nachgewiesen, dass rheutmatische Krankheiten, Krebs, Herzinfarkt und Diabetes, aber auch seelische Erkrankungen wie Psychosen und Neurosen von einer organischen Übersäuerung begleitet werden. Noch streiten sich die Gelehrten über Ursache und Wirkung. War der Körper zuerst übersäuert und wurde dadurch krank oder ist die Übersäuerung eine Folge der Krankheit? Alle Anzeichen deuten darauf hin, dass beide Wege möglich sind und Krankheit und Übersäuerung sich wechselseitig begünstigen.

Wahrscheinlich ist, dass bei der Entstehung jeder Krankheit die Übersäuerung eine wichtige, wenn nicht sogar die entscheidende Rolle spielt. So ist z. B. bekannt, dass allergische Patienten, die etwa an Asthma bronchiale, einer Sonnenallergie oder unter Hautekzemen leiden, allesamt eine säurebetonte Stoffwechsellage vorweisen. Mittlerweile zeigen unzählige Erfahrungen, dass sich viele Krankheiten bessern, wenn das Grundübel, die Übersäuerung, behandelt wird. Die Liste der Krankheiten, denen man auf diese Art und Weise begegnen kann, reicht von A wie Arthritis über Bluthochdruck, Erschöpfung, Gastritis, Herzinfarkt, Kopfschmerzen, Muskelverspannungen, Osteoporose, rheumatische Erkrankungen und Verstopfung bis Z wie Zahnschäden. Alles Krankheiten, die auf den ersten Blick gar nichts mit einem gestörten Säure-Basen-Gleichgewicht zu tun haben.

Was sind Säuren?

Säuren sind chemische Verbindungen, die Wasserstoff enthalten und sauer schmecken. Stoffe, die bevorzugt Säuren bilden, sind Chlor, Fluor, Jod, Phosphor, Schwefel und Silizium. Die daraus entstehenden Säuren heißen z. B. Salzsäure, Salpetersäure, Phosphorsäure oder Schwefelsäure. Säuren, die aus Wasserstoff und Mineralstoffen gebildet werden, bezeichnet man als anorganische Säuren.

Außer anorganischen Säuren gibt es auch organische Säuren wie Apfelsäure, Essigsäure oder Zitronensäure. Sie enthalten neben dem Wasserstoff eine Karbonatgruppe. Auch Askorbinsäure, besser bekannt als Vitamin C, ist eine derartige Säure. Organische Säuren sind für den Körper lebenswichtig.

Der Säuregrad wird in den Naturwissenschaften als pH-Wert gemessen. Seine Skala erstreckt sich von pH 0, d.h. sehr sauer, bis pH 14, d.h. stark basisch. Neutrale Substanzen zeigen den pH-Wert 7.

Was sind Basen?

Basen sind die Gegenspieler der Säuren. Liegen sie als wässrige Lösung vor, spricht man von Laugen. Stoffe, die bevorzugt Basen bilden, sind Eisen, Kalium, Kalzium, Magnesium und Natrium. Die wichtigsten Laugen sind Natronlauge und Kalilauge.

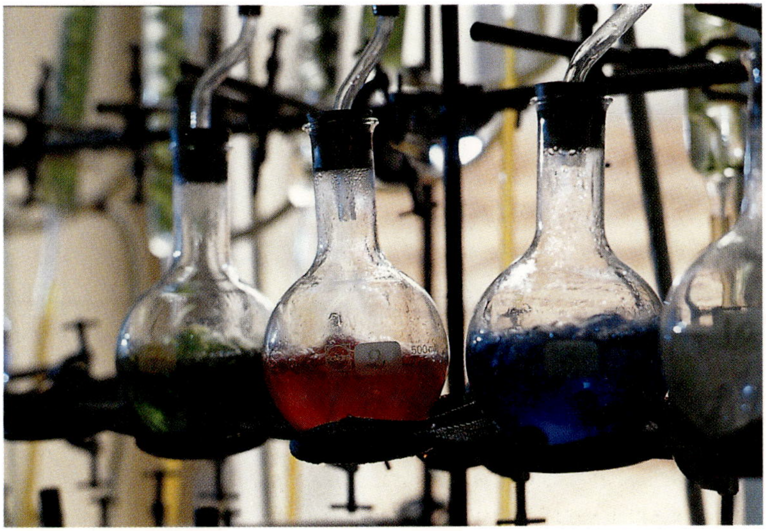

Im Labor kann festgestellt werden, ob eine Substanz basischen, sauren oder neutralen Charakter hat. Eine Übersäuerung kann also auch im menschlichen Blut und Urin nachgewiesen werden.

Auf das Verhältnis kommt es an

Wie wir gesehen haben, sind Säuren nicht grundsätzlich gesundheitsschädlich. Manche sind sogar lebenswichtig. Der gesunde menschliche Organismus funktioniert am besten, wenn sich Säuren und Basen im Gleichgewicht befinden. Man nennt das Säure-Basen-Balance. Damit der Körper eine vorübergehende Säureflut verkraften kann, hat er die Möglichkeit, Säuren chemisch oder physikalisch zu binden. Bei chemischen Prozessen reagieren die Säuren mit anderen Stoffen, dabei entstehen als neutrale Verbindungen Salze. Bei physikalischen Prozessen lagert der Organismus die freien Säuren im Bindegewebe ein. Werden die Säurelager nicht durch basische Stoffwechsellagen oder ausreichend Bewegung wieder abgebaut, können sie auf Dauer zu Krankheiten führen.

Kommen Säuren und Basen zusammen, so kommt es zu einer chemischen Reaktion. Dabei entstehen neutrale Salze. Gibt man z. B. Salzsäure zu Natriumhydrogenkarbonat, so entsteht Kochsalz als neutrales Salz und Kohlensäure als flüchtiges Gas.

Nahrung, die Säurebildung fördert

Die heutige Lebensweise führt häufig dazu, dass das Gleichgewicht zwischen Säuren und Basen verloren geht. Denn wir nehmen mit der Nahrung zu wenig von jenen Stoffen auf, die bevorzugt Basen bilden. Diese sind nämlich vor allem in möglichst naturbelassenen pflanzlichen Nahrungsmitteln wie Brot, Kartoffeln, Gemüse und Salat reichlich vorhanden.

Stattdessen ist in den vergangenen Jahrzehnten der Verzehr von eiweißreicher Nahrung wie Fleisch, Fisch, Wurst, Eier, Milch und Milchprodukten gewaltig angestiegen. Bei der Verdauung tierischer Eiweißprodukte entstehen im Körper Säuren, die von den paar basenhaltigen »Beilagen«, also den geringen Mengen an Gemüse, Kartoffeln, Reis oder Salat nicht neutralisiert werden können.

Die schwierige Versorgung mit Basen

Basische Stoffe kann der menschliche Körper nur in sehr begrenztem Umfang erzeugen. Sie entstehen bei der Produktion von Salzsäure im Magen und sind notwendig, um den angesäuerten Nahrungsbrei nach dem Verlassen des Magens wieder basisch zu machen. Was darüber hinaus an Basen benötigt wird, kann nur von außen, d.h. über Nahrungsmittel, zugeführt werden.

Fast ein Selbstläufer – Säuren

Säuren hingegen stehen dem Körper in nahezu unbegrenzter Menge zur Verfügung, sie werden in reichlicher Menge mit der Nahrung aufgenommen, darüber hinaus stellt der Körper Säuren auch selbst her. Sie entstehen z.B. durch die Stoffwechselvorgänge bei der Nahrungsverarbeitung. Dabei führen zuckerhaltige Speisen und Alkohol zu besonders reichlichen Säuremengen. Rauchen regt den Stoffwechsel ebenfalls zur Ausschüttung von Säuren an.
Auch das Nervensystem kann die Bildung von Säureüberschüssen begünstigen. Bestimmte Teile des Nervensystems werden nämlich durch Säure angeregt und begünstigen dann die weitere Säureproduktion. Hieraus entwickelt sich nun ein Teufelskreis. Eine saure Stoffwechsellage reizt das Nervensystem, die Reizung begünstigt wiederum eine weitere Säureerzeugung, und die Stoffwechsellage wird noch saurer.

Um eine gestörte Säure-Basen-Balance wieder ins Lot zu bringen, können Basenpräparate auch in Tropfen-, Pulver- oder Pillenform eingenommen werden. Sie sollten sich jedoch in der Apotheke über die unterschiedlichen Zusammensetzungen der Präparate informieren.

Das vegetative Nervensystem

Das vegetative Nervensystem ist der Bereich des Nervensystems, der vom Bewusstsein nicht unmittelbar gesteuert werden kann, sondern unabhängig von Schlaf und Wachsein die Atmung, den Herzschlag, die Verdauung und die Hormondrüsen steuert. Diese Nerventätigkeit wird auch von außen beeinflusst. Denn wenn wir z.B. etwas Schönes erleben, wenn wir erschrecken oder Angst haben, verändern sich die körperlichen Funktionen wie Herzschlag und Atmung, die vom vegetativen Nervensystem gesteuert werden, und wirken damit wiederum auf die Aktivität des vegetativen Nervensystems.
Zwei Teilbereiche des vegetativen Nervensystems sind an solchen Vorgängen der Anspannung und Entspannung beteiligt. Sie werden Sympathikus und Parasympathikus genannt.

Anspannung durch den Sympathikus

Der Sympathikus ist der aufputschende Nerv. Er beschleunigt den Herzschlag und die Atmung, lässt vermehrt Stresshormone wie Adrenalin oder Noradrenalin entstehen und wirkt anspannend. Der Sympathikus fördert Entzündungen und Fieber, hemmt aber die Verdauung sowie die Entleerung von Darm und Blase, denn nichts könnte in einer angespannten Situation hinderlicher sein, als wenn man mittendrin auf die Toilette müsste. Der Sympathikus kann auch zu Erschöpfungszuständen führen, weil er konsequent alle Kräfte mobilisiert. Vor allem aber verstärkt der Sympathikus eine saure Stoffwechsellage im Organismus, und schon das allein kann bei ständiger Anspannung zu einer versteckten Übersäuerung führen.

Das vegetative Nervensystem kann nicht unmittelbar vom Bewusstsein beeinflusst werden. Das bedeutet, dass wir es nicht durch unseren Willen steuern können.

Entspannung durch den Parasympathikus

Der Parasympathikus ist der beruhigende Nerv. Wenn er seine Wirkung entfaltet, läuft die Verdauung auf Hochtouren, er stellt die Kräfte zur Verfügung, die Geisteskonzentration und Geistesleistung fördern. Der Parasympathikus verschafft dem Körper Erholung oder Entspannung, indem er Herzschlag und Atmung verlangsamt, Tränen und Speichel besser fließen lässt und die Entleerung von Blase und Darm fördert. So manche chronische Verdauungsstörung lässt sich u. a. darauf zurückführen, dass die betreffende Person zu wenig wirkliche, gesunde Entspannung erlebt.

Stressfaktor Übersäuerung

Eine vorhandene Übersäuerung wirkt als starker Stressfaktor auf das vegetative Nervensystem. Säure aktiviert den Sympathikus. Sie sorgt für Erregung, wenn wir eigentlich ausruhen sollen, und bewirkt die Ausschüttung von Stresshormonen, auch wenn gar kein wirklicher Grund für Anspannung, Kampf oder Flucht gegeben ist. Eine saure Stoffwechsellage versetzt das Immunsystem in Alarmbereitschaft, ohne dass Krankheitserreger unsere Gesundheit bedrohen.

Basen für ein gesundes Gleichgewicht

Der Parasympathikus dagegen, den die Basenstoffe stark beeinflussen, gönnt uns Erholung, sorgt für erquickenden Schlaf, für gesunde Verdauung und für seelisches Abschalten.
Dass sich die Wirkungen von Sympathikus und Parasympathikus in einem gesunden Gleichgewicht befinden müssen, ist nahe liegend. Wenn der Sympathikus versagt, sind wir nicht leistungsfähig, sondern träge und schlaff. Wenn der Parasympathikus nicht zum Zuge kommt, stehen wir ständig unter Strom, wir können dann einfach nicht mehr richtig abschalten.

Wenn die Wirkung von Sympathikus und Parasympathikus im Tagesablauf einigermaßen ausgeglichen ist, liegt das Verhältnis von Säuren und Basen im Gleichgewicht. Unter Stress wird der Sympathikus stärker aktiviert als der Parasympathikus.

Erste Schritte gegen die Übersäuerung

Mit jedem Stoffwechselvorgang, mit jeder Nahrungsaufnahme ändert sich zwangsläufig das Verhältnis von Säuren und Basen im Körper. Auch Atmung, Bewegung, Ärger oder Freude verändern dieses Gleichgewicht. Das ist normal. Unbedenklich sind diese Veränderungen, solange der Organismus in der Lage ist, die Säure-Basen-Balance in kurzer Zeit wieder herzustellen. Schafft er das nicht, ist das immer ein Anzeichen für eine latente Übersäuerung – die dann meist auch mit Anzeichen bestimmter Krankheiten einhergeht. Spätestens dann ist es Zeit, gegen die Übersäuerung anzugehen.

Übersäuerung feststellen

Ob Sie an einer Übersäuerung leiden, können Sie mit Hilfe von Teststreifen aus der Apotheke ganz einfach selbst feststellen. Dieser Test für zu Hause ist zwar etwas ungenauer als die aufwändigen Labortests, aber für eine erste Abschätzung der Stoffwechsellage durchaus ausreichend. Die Teststreifen werden zu unterschiedlichen Tageszeiten in den Urin gehalten. Sie verfärben sich bläulich, wenn der Harn basisch ist. Gelbliche Farbtöne zeigen an, dass der Harn sauer ist. Wenn Sie einen derartigen Säure-Basen-Test machen wollen, sollten Sie zunächst

Je nach dem Zeitpunkt der letzten Nahrungsmittelaufnahme ändert sich der pH-Wert des Urins.

die Beschreibung gründlich durchlesen und exakt so vorgehen, wie es die Testanleitung vorschreibt, um möglichst keine verfälschten Ergebnisse zu erhalten.

1. Nehmen Sie am Testtag nur drei Mahlzeiten zu den vorgeschlagenen Uhrzeiten ein, und verzichten Sie auf Zwischenimbisse.
2. Am Testtag sowie am Tag davor sollten Sie zusätzlich zur Nahrung keine weiteren Basenmineralien zu sich nehmen.
3. Mindestens ein Teststreifen der fünf Proben sollte sich blau färben, also im basischen Bereich liegen. Normalerweise tritt eine Blaufärbung bei der Messung am Nachmittag gegen 15 Uhr auf. Besser noch ist es, wenn bei zwei Proben eine bläuliche Verfärbung auftritt.

Stress durch Säuren, Spannkraft durch Basen

Auswirkung auf	Bei Übersäuerung	Bei basischer Lage
Blutdruck	Erhöht sich	Sinkt
Atmung	Beschleunigt sich	Beruhigt sich
Blutzucker	Erhöht sich	Wird herabgesetzt
Stoffwechsel	Wird angekurbelt	Verlangsamt sich
Körpertemperatur	Erhöht sich	Erniedrigt sich
Hormone	Vermehrte Ausschüttung von Adrenalin, Thyroxin und Östrogen	Anstieg von Insulin, Thymussekret und des Gallenwirkstoffs Cholin
Entzündungen	Anfälligkeit erhöht	Anfälligkeit erniedrigt
Lymphgewebe	Vergrößert sich	Verringert sich
Schlaf	Neigung zu Wachsein, zu Schlafproblemen	Normale Müdigkeit, gesundes Schlafbedürfnis
Leistungsfähigkeit	Antriebslos, schlapp, rasche Ermüdung	Spannkraft, erhöhte Ausdauer
Wirkung des Sonnenlichtes	Empfindlich gegen UV-Strahlen	Weniger empfindlich gegen UV-Strahlen
Vegetatives Nervensystem	Erregung des »aufregenden« Sympathikus	Erregung des »beruhigenden« Parasympathikus
Stimmung	Bedrückt, misslaunig, depressiv	Gehoben, fröhlich, gute Laune

Harntest mit Teststreifen

▶ Die erste Messung sollte um sechs Uhr morgens erfolgen. Sie darf sauer ausfallen. Denn während der Nachtstunden werden normalerweise Säuren aus dem Körper entsorgt und an den Urin abgegeben. Das Frühstück sollten Sie zwischen sechs und sieben Uhr einnehmen.

▶ Die zweite Messung erfolgt um neun Uhr morgens. Ideal ist, wenn sie leicht basisch ausfällt. Die Farbe des Teststreifens kann aber auch im Bereich zwischen schwach sauer und neutral liegen.

▶ Die dritte Messung wird kurz vor dem Mittagessen gegen zwölf Uhr gemacht. Diesmal ist es normal, wenn die Farbe einen sauren Wert, also einen gelblichen Farbton anzeigt.

▶ Die vierte Messung um 15 Uhr fällt zeitlich noch in den Bereich der Verarbeitung des Mittagessens. Diese Messung sollte eindeutig im basischen Bereich liegen.

▶ Die fünfte Messung um 18 Uhr, kurz vor dem Abendessen, dürfte wieder sauer ausfallen. Immerhin liegt die letzte Mahlzeit sechs Stunden zurück – es ist mit keiner »Basenflut« mehr zu rechnen, wie sie normalerweise durch Mahlzeiten ausgelöst wird.

Beurteilung des Testergebnisses

Wird der Test korrekt durchgeführt, so ergibt sich bei gesunden Menschen folgende Reihenfolge der Auswertungsergebnisse:

1. Sauer
2. Basisch bis neutral oder schwach sauer
3. Sauer
4. Eindeutig basisch
5. Sauer

Bei ständig übersäuerter Stoffwechsellage fallen die Auswertungsergebnisse ganz anders aus. Diabetespatienten z. B., bei denen das basische Sekret aus der Bauchspeicheldrüse nur noch unzulänglich gebildet wird, messen über den gesamten Tag hinweg saure Werte. Bei ihnen versagen die Möglichkeiten zur Regulierung der im Körper auftretenden Säuren. Es besteht stets die Gefahr einer akuten Übersäuerung.

Um eine Übersäuerung genau feststellen zu können, benötigt man eine Vielzahl von Labordaten über das Verhältnis von Säuren zu Basen im Urin. Dazu werden an einem bestimmten Tag zu genau festgelegten Uhrzeiten Urinproben genommen und in ein Fachlabor geschickt. Aus dem Verhältnis der Werte zueinander kann dann abgelesen werden, ob die Fähigkeit des Körpers, Säuren und Basen zu regulieren, noch vorhanden ist.

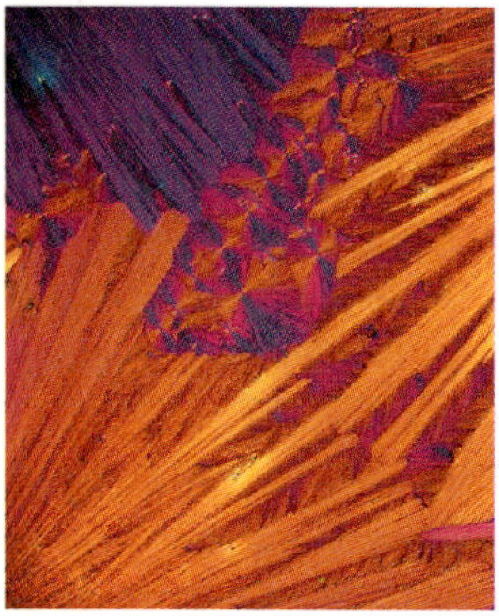

Die Mikroskopaufnahme zeigt das Kalziumkristall in achtfacher Vergrößerung.

Nimmt man eine hohe Dosis eines Mineralstoffes zu sich, bedeutet das nicht, dass der Organismus diesen Stoff in der zugeführten Menge verarbeitet. So wird z. B. Kalzium am besten resorbiert, wenn ein gleich großes Quantum an Phosphor und etwa die Hälfte an Magnesium vorhanden ist.

Wege zum Säureabbau

Mineralien

Leider haben wir uns angewöhnt, die durch Nahrung zugeführten Lebenskräfte hauptsächlich nach Energieeinheiten wie Kalorien und Joule, und nach den Verbrennungswerten von Fetten, Eiweißen und Kohlenhydraten zu beurteilen. Manche wissen vielleicht gerade noch, dass auch ein paar Vitamine und Mineralien dazugehören, um uns am Leben zu erhalten. Energie aus den Kalorien ist aber immer nur das, was uns in Bewegung und bei Kräften hält, nämlich einzig der Treibstoff. Aber die Mineralien Kalzium, Magnesium, Eisen, Natrium, Phosphor und Kalium sind die Stoffe, die mindestens ebenso wichtig sind. Sie bilden das Skelett als tragendes Gerüst, Muskeln und Gewebe und machen Leben und Leistung dadurch erst möglich.

Auf die Mischung kommt es an

Das Leben auf der Erde hat sich in der Weise entwickelt, dass Mineralstoffe und Spurenelemente in der Nahrung immer in Verbindung mit Energie, also mit Kohlenhydraten, Fetten oder Eiweißen vorkommen. Darüber hinaus befinden sich in den Nahrungsmitteln auch wichtige Spurenelemente wie Kobalt, Selen, Zink oder Chrom und schließlich sogar wichtige Pflanzenstoffe, die uns helfen, schädliche Erreger abzuwehren oder Krankheiten zu heilen. Erst in dieser Kombination sind die Mineralstoffe als Basenlieferanten für den Körper auch verwertbar. Wir reduzieren Brot und Kartoffeln, Reis und Nudeln, Gemüse und Obst zugunsten riesiger Fleisch-, Fisch- und Wurstportionen auf nahezu homöopathische Dosen; viele Menschen lassen insbesondere Brot, Kartoffeln, Reis und Nudeln gleich ganz weg, da diese Nahrungsmittel angeblich dick machen. Das Ergebnis ist meist eine recht einseitige Ernährung, die den Organismus nur unzureichend versorgt.

Säure fördert Mineralstoffmangel

Wissenschaftler haben festgestellt, dass es für die Entwicklung der Knochendichte besser ist, weniger Fleisch zu essen, als Kalzium in Form von Nahrungsergänzungsmitteln zusätzlich zu einer eiweißreichen Ernährungsweise zu schlucken. Die Forscher stützen sich auf eine Untersuchung, in der nachgewiesen wurde, dass bei Chinesen, die sich sehr fleischarm ernähren, die Zahl der Oberschenkelhalsbrüche viel geringer ist als in westlichen Ländern, wo reichlich tierisches Eiweiß auf den Tisch kommt. Die Vermutung geht dahin, dass eine fleischreiche Ernährung dazu führt, dass aus den menschlichen Knochen mehr Kalzium freigesetzt wird als bei fleischarmer Kost. Nachgewiesen ist jedenfalls, dass bei Frauen, die viel Fleisch essen, erheblich mehr Kalzium im Urin nachweisbar ist als bei Vegetarierinnen. Das bestätigt die Vermutung, dass sich eine erhöhte Kalziumausscheidung auf eine stärkere Übersäuerung bei hohem Eiweißanteil in der Nahrung zurückführen lässt. Ein übersäuerter Körper ist überdies offenbar nicht mehr in der Lage, sich genügend Kalzium aus den Nahrungsmitteln nutzbar zu machen.

Kalzium übernimmt im Körper eine wichtige Pufferfunktion, indem es Säuren bindet, also neutralisiert und aus dem Körper schleust. Wird dem Körper nicht genügend Kalzium zugeführt, entweder, weil die Nahrung zu kalziumarm ist oder weil eine übersäuerte Stoffwechsellage die Aufnahme dieses Minerals nicht zulässt, dann muss Kalzium aus den Knochen herausgelöst werden, damit die wichtige Pufferwirkung möglichst weitgehend aufrechterhalten werden kann.

Eiweißfasten ohne Hunger

Wenn Sie Ihrem Körper etwas Gutes tun wollen, dann beginnen Sie gleich morgen mit einer Kur, bei der Sie möglichst weitgehend auf tierisches Eiweiß verzichten. Sie sollten mindestens zehn Tage durchhalten, können die Kur aber auch bis zu 30 Tagen ausdehnen. Dabei müssen Sie nicht hungern, es kommt nur darauf an, für diese Zeit die Aufnahme von tierischem Eiweiß auf ein Minimum zu beschränken.

Bei Mineralien kommt es darauf an, dass sie in einer Form vorliegen, die der Körper auch verwerten kann. Bloße Mineralien aus dem Stein sind vom Körper nicht nutzbar. Erst der Umweg über die Pflanze verändert die Mineralien so, dass sie für den menschlichen Organismus verwendbar sind.

Es gibt wichtige Wechselwirkungen zwischen bestimmten Nahrungsbestandteilen und Vitaminen oder Mineralstoffen. Diese Wirkungen sind noch sehr wenig erforscht, aber immerhin legen sie den Schluss nahe, dass es im Normalfall besser ist, ein Nahrungsmittel zu genießen, als eine Tablette hinunterzuspülen.

Wozu dient Eiweißfasten

Der völlige Verzicht auf Eiweiß ist der beste Anfang einer Entsäuerungskur. Denn bei der Verdauung von Eiweiß entsteht im Körper grundsätzlich Säure, und bei der Verarbeitung von tierischem Eiweiß wird mehr Säure gebildet als bei der Verwertung von pflanzlichem Eiweiß. Das liegt daran, dass sich pflanzliches Eiweiß stets in Begleitung von Basenstoffen befindet. Außerdem enthalten Pflanzen nicht so viele Purine wie tierische Nahrungsmittel. Purine sind die Stoffe, aus denen im Körper Harnsäure gebildet wird.

Positive Wirkungen des Eiweißfastens

- Fasten reguliert Blutdruckwerte und Herzrhythmusstörungen. Die gesamte Durchblutung wird verbessert.
- Beschwerden wie kalte Hände und Füße, Kopfschmerzen und die Neigung zu Migräneanfällen werden durch Fasten erheblich verringert.
- Stoffwechselerkrankungen wie Gicht, Diabetes, zu hohe Blutfettwerte und Fettsucht bessern sich eindrucksvoll.
- Allergische Erkrankungen wie Ekzeme, Nesselsucht und Neurodermitis können durch Fastenkuren erheblich eingedämmt werden.
- Atemwegserkrankungen, die meist auch eine allergische Komponente beinhalten, wie Bronchialasthma, Fließschnupfen, Rachen- und Nebenhöhlenentzündungen werden deutlich abgemildert.
- Eindrucksvolle Erleichterung erfahren Patienten mit rheumatischen Erkrankungen wie etwa Polyarthritis oder Weichteilrheuma.
- Verdauungsbeschwerden wie Verstopfung, Leberschwäche, Unterfunktion von Gallenblase und Bauchspeicheldrüse, Magen- und Zwölffingerdarmgeschwüre sowie eine gestörte Darmflora werden durch Fastenkuren gebessert oder beseitigt.
- Erkrankte Nieren finden vor allem unter Eiweißabstinenz zu einer gesunden und leistungsfähigen Normalfunktion zurück.
- Bei Frauen bessern sich durch Fastenkuren Regelstörungen, Empfängnisprobleme und Beschwerden der Wechseljahre.

▶ Es gibt Hinweise, dass durch Fastenkuren auch das Immunsystem gestärkt wird. Nach einer Eiweißfastenkur sind die Betroffenen jedenfalls deutlich weniger anfällig für Infektionen.

▶ Nicht zuletzt haben Fastenwochen auch eine Auswirkung auf Seele und Gemüt. Der Lebensmut und die gute Laune steigen an, Erschöpfungszustände und Müdigkeit verschwinden. Selbst Angstpsychosen und depressive Störungen lassen nach. Die allgemeine Leistungsfähigkeit nimmt zu.

Fasten auch für die Figur

Auch wenn Sie ganz nebenbei ein paar überflüssige Pfunde verlieren wollen, bietet Eiweißfasten mit Sicherheit die beste Gelegenheit dazu. Übergewicht ist ohnehin in den meisten Fällen ein Anzeichen dafür, dass die Säure-Basen-Balance nicht mehr stimmt. Wissenschaftler haben nachgewiesen, dass übergewichtige Menschen grundsätzlich Kohlenhydrate, Eiweiß und Fett im falschen Verhältnis zu sich nehmen.

Es ist erstaunlich, dass gerade bei Übergewichtigen immer wieder Heißhunger auftritt – obwohl der Körper doch genügend Fettreserven hätte. Stattdessen signalisiert der Organismus Hunger – und das ist sozusagen der Schrei des Gehirns nach gesunden Kohlenhydraten.

Gesundheitsfördernde Stoffe

▶ **B-Vitamine**
Wichtig für eine gesunde Funktion der Nerven (Vitamin B12 kommt allerdings hauptsächlich in tierischen Nahrungsmitteln vor).

▶ **Vitamin E**
Schützt die Zellen des Körpers vor freien Radikalen.

▶ **Zink**
Ist an unzähligen Enzymvorgängen im Körper beteiligt und fördert die Entsäuerung der Körperzellen.

▶ **Mangan**
Verstärkt die Wirkung der Vitamine A und B.
Wirkt gegen Allergien, indem es die Bildung des Alarmstoffes Histamin bremst.

▶ **Oktakosanol**
Verbessert die Sauerstoffausnutzung im Körper und stärkt damit die Leistungsfähigkeit.

▶ **Kleie**
Wichtig als Ballaststoff, der im Darm Gifte bindet und für eine gesunde Verdauung sorgt.

Test: Esse ich mich sauer?

1. Ihre Einstellung zum Essen und Trinken?
(Eine mögliche Antwort)

a) Ich esse gern, aber um zu leben, nicht umgekehrt

b) Satt essen und gut trinken ist immer etwas Wunderbares

c) Wenig, aber gut. Auf kunstvolle Küche kommt es an

d) Ich esse nur, was gesund ist

2. Was essen Sie gerne?
(Drei mögliche Antworten)

a) Ich esse gern Käse, Joghurt und sonstige Milchprodukte

b) Ich liebe Fleisch

c) Ich lege großen Wert auf Gemüse und Salate

d) Obst habe ich für zwischendurch immer im Haus

e) Brot esse ich wenig

f) Hülsenfrüchte gehören zu meinen Lieblingsspeisen

g) Kartoffeln mag ich in fast jeder Zubereitungsart

h) Auf Butter will ich nicht verzichten

i) Kuchen oder Gebäck gehören zur Feier des Tages

j) Ohne Süßigkeiten ist das Leben freudlos

k) Ich esse hauptsächlich Rohkost und Frischkornbrei

l) Ich ernähre mich vegetarisch, ohne Fleisch, Milch und Ei

m) Ich esse überwiegend vegetarisch, aber zwischendurch auch Fisch, Fleisch, Eier und Milchprodukte

3. Wie steht es um Ihr Körpergewicht?
(Eine mögliche Antwort)

a) Darüber denke ich erst gar nicht nach

b) Ein paar Pfunde habe ich schon zu viel auf den Rippen

c) Ich habe Untergewicht

d) Ich bin rund – na und?

e) Das Übergewicht ist mein ganz großer Kummer

f) Ich liege genau richtig

4. Welche Getränke bevorzugen Sie?
(Zwei mögliche Antworten)

a) Ohne Kaffee werde ich erst gar nicht wach

b) Schwarzer Tee ist mein Getränk

c) Ich trinke sehr viel Mineralwasser den ganzen Tag über

d) Ich habe fast nie Durst

e) Durst wird durch Bier erst schön

f) Ich bevorzuge Wein

g) Ich schwärme für Cocktails

h) Ich bevorzuge Milch

i) Ein paar Schnäpse stärken das Herz

j) Cola oder Limo sind mein Fall

k) Ich liebe Fruchtsäfte, möglichst aus dem Reformhaus

Test: Esse ich mich sauer?

5. Wie viel Zeit nehmen Sie sich zum Essen?
(Eine mögliche Antwort)

a) Ich esse zügig
b) Ich genieße es, einen ganzen Abend beim Essen zu sitzen
c) Ich werde immer als Letzter fertig. Ich kann nicht schlingen
d) Ich esse nach dem Motto: Gründlich gekaut ist halb verdaut

6. Welche Speisen würden Sie bevorzugen?
(Eine mögliche Antwort)

a) Kartoffelauflauf mit Portulak
b) Kalbsrückensteak mit Spargel
c) Gegrillte Schweinshaxe mit Kartoffelsalat
d) Grießbrei mit eingemachten Sauerkirschen
e) Salatplatte mit gebratenen Wachteleiern

7. Was würden Sie für zwischendurch am ehesten wählen?
(Eine mögliche Antwort)

a) Eine Hand voll Salzmandeln
b) Apfel, Banane oder Orange
c) Einen knusprigen Schokoriegel
d) Eine Bratwurst mit Semmel
e) Ein Knäckebrot mit Putenbrust
f) Vollkornbrot mit Butter und Tomate

8. Wie viele Mahlzeiten nehmen Sie zu sich?
(Eine mögliche Antwort)

a) Drei, aber stets ordentlich
b) Am liebsten fünf, sechs kleine Mahlzeiten
c) Frühstücken wie ein König, mittags wie ein Börsenmakler, abends wie ein Bettler
d) Ordentliches Frühstück, mittags nichts, abends reichhaltig
e) Ich frühstücke selten, esse mittags wenig und abends richtig
f) Eine warme Mittagsmahlzeit reicht, ansonsten Kleinigkeiten

9. Welcher folgenden Behauptung würden Sie zustimmen?
(Zwei mögliche Antworten)

a) Saures Obst vermehrt auch die Säure in unserem Körper
b) Aprikosen enthalten mehr basisches Kalium als Avocados
c) Aminosäuren sind besonders schädlich bei Übersäuerung
d) Ballaststoffe stärken die Abwehrkräfte und senken den Cholesterinspiegel
e) Wer streng vegetarisch isst, hat mehr Vitamine als er braucht
f) Zucker hilft im Kampf gegen Übersäuerung
g) Dosenbohnen haben kaum weniger Basenstoffe als frische
h) Der Magen produziert doppelt so viele Basen wie Säuren

10. Wie ist das mit Ihrem Stuhlgang?
(Eine mögliche Antwort)

a) Ich kann nur alle zwei, drei Tage zur Toilette
b) Täglich. Fast immer um die gleiche Zeit
c) Ohne Abführmittel geht fast gar nichts
d) Mal habe ich Durchfall, mal Verstopfung

Beim Zusammenzählen und Auswerten der Punkte sollten Sie sehr sorgfältig vorgehen, um ein realistisches Ergebnis zu bekommen.

Testauswertung

Bitte tragen Sie zu den einzelnen Fragen und den von Ihnen angekreuzten Antworten die dazugehörigen Punkte ein, und zählen Sie sie am Schluss zusammen.

1 a:7, b:3, c:3, d:5
2 a:3, b:1, c:10, d:5, e:1, f:7, g:10, h:2, i:1, j:0, k:3, l:5, m:10
3 a:1, b:3, c:5, d:3, e:2, f:8
4 a:0, b:7, c:10, d:1, e:3, f:1, g:0, h:1, i:0, j:0, k:3
5 a:0, b:2, c:4, d:8
6 a:10, b:3, c:0, d:2, e:8
7 a:5, b:10, c:0, d:0, e:4, f:10
8 a:4, b:5, c:5, d:1, e:3, f:8
9 a:0, b:0, c:0, d:7, e:0, f:0, g:0, h:10
10 a:8, b:10, c:0, d:2

Gesamtpunktzahl ______________

Auswertung

18 bis 35 Punkte

Für Sie gibt es eine gute und eine schlechte Nachricht. Zuerst die gute: Sie haben das richtige Buch in der Hand. Denn Ihr Wissen über eine wirklich gesunde Ernährung ist noch recht lückenhaft. Und jetzt die schlechte Nachricht: Bei Ihnen muss eine fortgeschrittene, versteckte Übersäuerung vermutet werden. Sie lieben zwar die Genüsse des Lebens, aber vorwiegend diejenigen, die Ihrer Gesundheit nicht besonders zuträglich sind. Außerdem wissen Sie offenbar noch zu wenig über Ernährungsfragen, über Besonderheiten des menschlichen Stoffwechsels, die zur Übersäuerung des ganzen Körpers führen können. Es ist zu vermuten, dass Ihre Verdauung nicht ganz in Ordnung ist, dass Sie einiges an Übergewicht mit sich herumschleppen und dass Sie Ihr Essen zu falschen Tageszeiten und allzu hastig in sich hinein schlingen. Aber, Kopf hoch! Ihnen kann durch unsere Ernährungs- und Verhaltenstips schnell geholfen werden.

Testauswertung

36 bis 70 Punkte

Sie streben zweifellos nach einer vernünftigen Lebens- und Ernährungsweise und haben dabei vermutlich noch nicht den optimalen Weg gewählt. Jedenfalls muss bei Ihnen eine leichte Übersäuerung angenommen werden.

Sie hängen in vieler Hinsicht noch einigen falschen Vorstellungen der Schlankheits- und Gesundheitspropheten von gestern an. Möglicherweise haben Sie auch Essgewohnheiten kritiklos übernommen, die aus einer Zeit stammen, als die Menschen hier zu Lande durch harte körperliche Arbeit und im Schweiße ihres Angesichts ihr tägliches Brot verdienen mussten und auf diese Weise Ernährungssünden scheinbar mühelos ausgleichen konnten oder besser mussten.

Dass Sie nicht besser abgeschnitten haben, kann aber noch einen anderen Grund haben: Teilweise sind die in diesem Buch verarbeiteten Erkenntnisse so ungeläufig oder aber so neu, dass Sie sie einfach noch nicht kennen können. Nun, deshalb ist es ja geschrieben worden. Damit Sie und Ihre Gesundheit davon profitieren.

70 bis 100 Punkte

Herzlichen Glückwunsch. Sie wissen schon erstaunlich gut Bescheid über gesunde und basenbetonte Ernährung. Sie kennen sich vermutlich sogar aus mit Überlegungen, die Ernährungsmediziner wie Bircher-Benner, Bruker, Hay oder Mayr angestellt haben. Ihre hohe Punktzahl in diesem Test zeigt, dass Sie jedenfalls gerne leben. Und dies auch so lange wie möglich und das – wenn es geht – in bester Gesundheit. Das kann Ihnen keiner verübeln.

Mit Sicherheit werden Sie jedoch in diesem Buch noch eine ganze Reihe von neuen Anregungen finden, die Ihren Gesundheitszustand, Ihre Lebensqualität und Ihre gute Laune noch entscheidend verbessern werden. Durch zahlreiche Ideen und Varianten zu einer gesunden Ernährung in unserem Rezepteteil werden Sie zukünftig auch Ihren Speiseplan noch abwechslungsreicher gestalten können.

Anhand dieses Tests können Sie ermitteln, wie es um Ihre Säure-Basen-Balance steht. Falls Sie weniger als 35 Punkte erzielt haben, sollten Sie sich ernsthafte Gedanken über Ihre Ernährungsgewohnheiten machen.

Die richtigen Kohlenhydrate

Als gesunde Kohlenhydrate bezeichnen Ernährungswissenschaftler so genannte Komplexzucker, die sich hauptsächlich in Getreideprodukten, Gemüse, Hülsenfrüchten und Obst finden. Süßigkeiten wie Schokolade oder Bonbons enthalten nur Einfachzucker, also raffinierte Industriezucker. Diese bestehen aus sehr kleinen Bausteinen, die direkt ins Blut geschleust werden und bewirken, dass sofort ein Sättigungssignal ausgelöst wird. Der Körper wird auf diese Weise allerdings mit Zucker überflutet und reagiert mit der Produktion von Insulin in der Bauchspeicheldrüse. Insulin ist ein Hormon, das die Verwertbarkeit von Zucker im Körper steuert. Die Zuckerflut wird ebenso rasch beseitigt wie sie aufgetreten ist, und dann tritt erneut Heißhunger auf, denn außer bloßer Energie liefert Zucker so gut wie keine Nährstoffe. Isst man dann wieder etwas Süßes, beschleunigt sich dieser Teufelskreis sogar noch.

Auch wenn ihr Name etwas anderes suggeriert, leider bestehen die beliebten Müsliriegel zu einem hohen Prozentsatz aus Einfachzuckern, die zwar vordergründig den Hunger schnell stillen, nach kürzester Zeit aber eine erneute Hungerattacke auslösen.

Komplexe Zucker

Anders verhält es sich nach dem Genuss von Nahrungsmitteln wie Vollkornnudeln, Kartoffeln, Gemüse oder Hülsenfrüchten, die Komplexzucker enthalten. Komplexzucker, in der Fachsprache Polysaccharide genannt, müssen erst vom Körper aufgespalten werden. Das dauert natürlich seine Zeit. Es ist ein Vorgang, der allmählich vor sich geht und sich normalerweise über mehrere Stunden hinzieht. Dadurch ergibt sich ein entscheidender Vorteil. Bei der Aufspaltung der Komplexzucker entstehen die Einfachzucker erst nach und nach und werden so als gleichmäßiger Strom in das Blut abgegeben. Die Bauchspeicheldrüse baut langsam einen Insulinspiegel auf und kann ihn über die gesamte Zeit der Verdauung relativ stabil halten, ehe die Insulinproduktion gegen Ende des Verdauungsvorgangs langsam wieder gestoppt wird. Hunger auslösende Insulinspitzen werden auf diese Weise vermieden. Beim Eiweißfasten sollten Sie deshalb vorrangig wertvolle, komplexe Kohlenhydrate zu sich nehmen und alles weglassen, was Übergewicht bewirkt und die Übersäuerung verstärkt.

Fett in wohldosierten Mengen

Zu viel Fett in der Nahrung ist ebenso gesundheitsschädlich wie ein zu hoher Eiweiß- oder Zuckerverzehr. Das Fett fördert die Übersäuerung zwar nicht direkt, denn im Säure-Basen-Haushalt verhält sich Fett neutral; aber durch seine enorme Kalorienzahl begünstigt es die Bildung von Übergewicht und damit eben indirekt die Übersäuerung. Bestimmte Bestandteile der Fette sind aber ebenso wie Eiweißstoffe lebenswichtig für unseren Organismus. Nur in Anwesenheit von Fett kann der Körper z.B. die wertvollen Vitamine A, D, E und K aufnehmen und verwerten. Das Körperfett ist einer der wesentlichen Faktoren für die menschliche Schönheit, denn ohne das Unterhautfettgewebe würden wir erschreckend knochig und kantig aussehen. Frauen wirken durch ihren vergleichsweise hohen Körperfettanteil rundlicher und sanfter. Fett polstert aber auch die Haut und umgibt die inneren Organe wie z.B. die empfindlichen Nieren mit einer Schutzschicht. Auch Temperatureinflüsse wie Wärme oder Kälte sowie mechanische Reize wie Anstoßen, Aufprall etc. werden durch das Fett unter der Haut abgeschwächt. Während der Schwangerschaft bildet es eine Art wärmenden Schutzmantel für das ungeborene Kind.

Fett macht dick, aber nicht satt, das haben neue wissenschaftliche Studien ergeben. Wer reichlich Fett isst, aber keine Kohlenhydrate, der wird davon nachweislich nicht satt – es wird ihm höchstens übel, weil Gallenblase und Leber überstrapaziert werden. Das ist aber nicht die Art von »Sattsein«, die wir uns wünschen sollten.

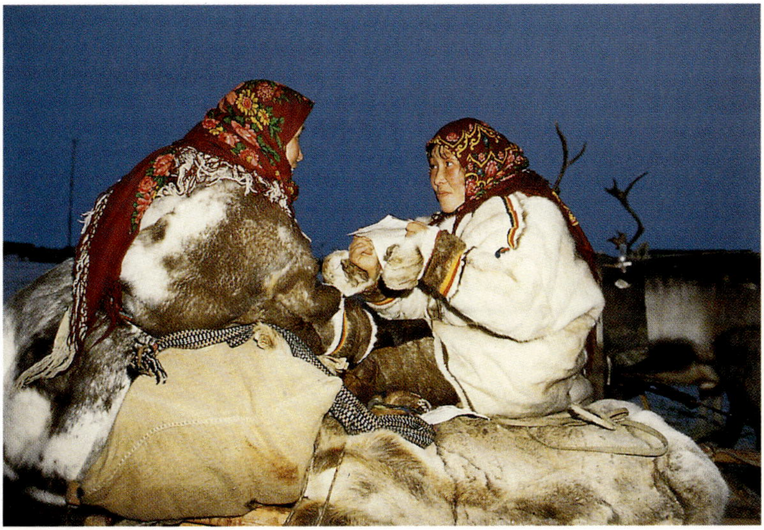

Ein Leben in der Arktis wäre ohne den Schutz des Körperfetts nicht denkbar. Die klimatischen Bedingungen in der Arktis erfordern einen vergleichsweise hohen Körperfettanteil bei den Eskimos.

Fettsäuren in Ölen und Fetten

Fett/Öl	Durchschnittlicher Gehalt in Prozent Einfach ungesättigt	Zweifach ungesättigt	Dreifach ungesättigt	Gesättigte Fettsäuren
Olivenöl	80	10	0	9
Erdnussöl	56	26	0	18
Rindertalg	50	2	0,5	46
Weizenkeimöl	46	42	< 0,4	11
Schweinefett	46	21	1,3	36
Sesamöl	42	44	0,5	13
Butter	39	4	1	57
Sojaöl	38	51	5	15
Leinöl	31	19	47	9
Sonnenblumenöl	31	57	< 0,5	8
Maisöl	31	55	< 0,6	12
Margarine	27	8	0,5	65
Kokosnussöl	7	2	0	90

Besonders gesund und nährstoffreich sind die kaltgepressten Öle. Tierische Fette wie Butter oder Schweinefett hingegen sind so genannte leere Kalorien, da sie wenig Vitamine, Mineralstoffe und Spurenelemente enthalten, aber dennoch »anschlagen«.

Die wichtige Rolle der Fettsäuren

Fette enthalten unterschiedliche Arten von Fettsäuren. Dabei unterscheidet man zwischen gesättigten und ungesättigten Fettsäuren. Ungesättigte Fettsäuren werden weiter unterteilt in einfach und mehrfach ungesättigte Fettsäuren.

▶ Gesättigte Fettsäuren kommen in der Nahrung am häufigsten vor. Sie sind in Palmfett und Erdnussfett, in Schweinefett und Rindertalg enthalten. Gesättigte Fettsäuren liefern eine Menge Kalorien, ohne der Gesundheit förderlich zu sein.

▶ Einfach ungesättigte Fettsäuren regulieren die allgemeine Durchblutung und den Herzrhythmus. Sie spielen auch für das Körperwachstum eine wichtige Rolle. Olivenöl enthält vorwiegend einfach ungesättigte Fettsäuren. Untersuchungen gehen davon aus, dass bestimmte Krebsarten in südeuropäischen Ländern deshalb nicht so weit verbreitet sind, weil hier bei der Zubereitung von Speisen statt tierischen Fettes mit gesättigten Fettsäuren hochwertiges Olivenöl mit einfach ungesättigten Fettsäuren verwendet wird.

- Mehrfach ungesättigte Fettsäuren regulieren den Cholesterinspiegel und steuern die menschliche Fruchtbarkeit sowie den Stoffwechsel aller Körperzellen. Sesam-, Soja- und Sonnenblumenöl enthalten einen hohen Prozentsatz an mehrfach ungesättigten Fettsäuren.

Fette gekonnt kombiniert

Für den Verzehr von Fetten gilt die Faustregel des Biochemikers Professor Schrezenmeir aus Kiel. Er empfiehlt, dass mit der Nahrung gleiche Teile gesättigter, einfach ungesättigter und mehrfach ungesättigter Fettsäuren aufgenommen werden sollen.

Für die praktische Umsetzung bedeutet das, dass Sie möglichst viele verschiedene Fette zur Zubereitung Ihrer Nahrung verwenden sollten.

- Als Salatöle eignen sich Leinöl oder Distelöl besonders gut. Sie enthalten reichliche Mengen mehrfach ungesättigter Fettsäuren wie z.B. Linol- und Linolensäure.
- Olivenöl enthält viele einfach ungesättigte Fettsäuren und lässt sich auch zum Kochen und Braten verwenden.
- Als Brotaufstrich wählen Sie Butter oder gute Margarine. Beide enthalten gesättigte Fettsäuren, wobei Margarine häufig mit mehrfach ungesättigten Fettsäuren und Vitaminen angereichert ist.

Eiweiß, aber mit Verstand

Eiweiß ist ein besonders wertvoller Bestandteil unserer Nahrung. Der menschliche Körper benötigt aber pro Tag nicht mehr als ein knappes Gramm Eiweiß pro Kilogramm Körpergewicht. Bei 60 Kilogramm Körpergewicht sind das knapp 55 Gramm Eiweiß.

Aus der Tabelle auf Seite 32 können Sie ersehen, welche Mengen an Eiweiß in den einzelnen Lebensmitteln enthalten sind. Nicht erst nach Ihrer Eiweißfastenkur sollten Sie etwas strenger als bisher auf die Wahl

Gönnen Sie sich während des Eiweißfastens ein wenig Zeit für sich selbst. Machen Sie täglich einen Spaziergang oder eine kurze Radtour, entspannen Sie sich bei angenehmer Musik. Ein tägliches Ölbad bewirkt, dass die über die Haut ausgeschiedenen Schlacken entfernt werden. Ihre Haut wird samtig und weich.

Ihrer Eiweißquellen achten. Setzen Sie Lebensmittel auf den Speiseplan, die möglichst wenig Kalorien (vor allem wenig Fett!), dabei aber möglichst viele Ballaststoffe sowie die Spurenelemente Zink und Selen enthalten. So zählt z. B. Weizen zu den ausgewogensten Nahrungsmitteln. Auch Sojabohnen, Linsen, weiße Bohnen, Kichererbsen, Vollkornnudeln, Hafer, Tofu, Naturreis und Kartoffeln sind empfehlenswert. Nüsse sind »besonders wertvoll«, sollten aber wegen ihres hohen Fettanteils vorsichtig in den Speiseplan eingebaut werden. Gemüse wie grüne Erbsen, Rosenkohl, Grünkohl, Brokkoli oder Spinat sind nicht nur extrem kalorienarm, sie sind nebenbei auch die wichtigsten Träger von basischen Inhaltsstoffen wie Kalium, Kalzium, Natrium und Magnesium.

Unsere Eiweißfastenkur kann 10, 20, 30 oder sogar 40 Tage lang durchgeführt werden. Die Entscheidung bleibt Ihnen überlassen.

Zehn Regeln für das Eiweißfasten

1. Sorgen Sie für einen reichlichen Vorrat an Obst und rohen Gemüsen wie Karotten, Paprikaschoten, Staudensellerie, Gurken, Radieschen, Tomaten oder Sauerkraut.
2. Verzichten Sie während der Fastentage auf eiweißhaltige tierische Nahrungsmittel wie Fleisch, Fisch, Wurst, Geflügel und Eier. Pflanzliche Eiweißträger wie Soja, Hülsenfrüchte, Getreide oder Kartoffeln dürfen Sie in unbegrenzter Menge essen.
3. Meiden Sie sichtbares Fett. Essen Sie Ihr Brot mit Pflanzenaufstrichen, wie sie im Reformhaus erhältlich sind. Auch die durch fettarme Kost verminderte Kalorienzufuhr unterstützt den Entsäuerungsprozess durch den verstärkten Abbau von überflüssigem Fettgewebe.
4. Ihr Frühstück sollte aus kernigem Brot oder Brötchen, etwas Obst der jeweiligen Jahreszeit und einem Stück Gemüse (z. B. Paprika, Tomate, Karotte) bestehen. Ob Sie Vollkornbrot oder Weißbrot nehmen, spielt für die Entsäuerung keine vorrangige Rolle; allerdings tut Vollkornbrot Ihrer Gesundheit insgesamt gut.
5. Mittags sollten Sie einen großen, bunten Salat essen, in dem gerne ein paar Kichererbsen oder rote Kidneybohnen, Maiskörner oder Linsen enthalten sein dürfen. Meiden Sie Sahnedressings.

6. Als Abendessen eignen sich Nudel- oder Reisgerichte. Sie fördern auch die Entstehung von Gehirnbotenstoffen (Serotonin), die einen gesunden, erholsamen Schlaf einleiten.
7. Versuchen Sie die Pausen zwischen den Mahlzeiten einzuhalten. Auch wenn es immer heißt, dass fünf Mahlzeiten besser seien als drei, raten Entsäuerungsärzte dazu, sich auf drei oder gar nur zwei Mahlzeiten zu beschränken, um den Verdauungsapparat in den Ruhepausen zu entlasten. Nach kurzer Gewöhnung tritt zwischen den Mahlzeiten kein Hunger mehr auf. Natürlich sollte man sich bei den wenigen Mahlzeiten auch nicht bis zum Platzen satt essen.
8. Gerade während des Eiweißfastens ist das Trinken von besonderer Bedeutung. Mindestens zwei, besser aber drei Liter Wasser oder Tee – bevorzugen Sie schwarzen oder grünen Tee – sollten Sie trinken, denn die Flüssigkeit hat die wichtige Aufgabe, Säureschlacken und Abbauprodukte aus dem Körper herauszutransportieren. Es ist nachgewiesen, dass bei einer eiweißarmen Fastenkur die im Bindegewebe festgehaltenen Säuren verstärkt freigesetzt und über das Blut ausgeschwemmt werden.
9. Meiden Sie während des Fastens Zucker, denn er verbraucht wichtige Basenstoffe. Auch auf süßes Gebäck, auf Schokolade und Honig sollten Sie verzichten, da sie zu viel Fett und Zucker enthalten.
10. Unterstützen Sie die Entsäuerung durch die Einnahme zusätzlicher Basenpräparate. Apotheken führen eine reiche Auswahl.

Genussmittel hemmen den Entsäuerungsprozess. Versuchen Sie während des Eiweißfastens ohne Alkohol, Nikotin und Bohnenkaffee auszukommen.

Wohl fühlen durch Rundumerneuerung

Wenn wir fasten, geht im menschlichen Körper Ähnliches vor wie in einer Fabrik, die modernisiert wird, und in der alle Maschinen generalüberholt werden. Im Organismus werden dabei alle Organe gründlich renoviert. Das Herz-Kreislauf-System wird von schädlichen Ablagerungen und Schlacken befreit. Durch die veränderte Belastung (mehr Ballaststoffe, weniger Fette) erholt sich der strapazierte Darm. Seine empfindliche Schleimhaut wird komplett neu aufgebaut, und auch das lebenswichtige, gesunde Bakterienmilieu, das im Darm herr-

Verzichten Sie während des Eiweißfastens auf Fleisch, Wurst, Fisch, Meeresfrüchte, Schaltiere, Eier, Milch, Milchprodukte und Käse.

Zur Aktivierung und Reinigung des Darms können Sie morgens, etwa eine Dreiviertelstunde vor dem Frühstück, ein Glas lauwarmes Wasser mit einem Teelöffel Bittersalz trinken.

Was wirkt Säure bindend?

- Säure entsteht bei der Verdauung von Eiweiß.
- Überschüssige Säuren fallen an, wenn die Nahrung zu wenig Basenstoffe enthält.
- Eine saure Stoffwechsellage wird durch negative psychische Beeinflussung des vegetativen Nervensystems z. B. durch Stress oder Kummer verstärkt.
- Eine Übersäuerung wird auch ausgelöst durch Zucker und zuckerhaltige Getränke. Zucker begünstigt das Wachstum von Bakterien, die sich von Zucker ernähren und Säuren ausscheiden. Zusätzlich benötigt der Körper große Mengen an Kalzium und Vitamin B1, um den Zucker verwerten zu können.
- 35 Millionen Deutsche nehmen zu wenig Flüssigkeit in Form von Wasser oder anderen kalorienfreien Getränken zu sich. Wasser ist das Haupttransportmittel für die »Säureentsorgung« in unserem Körper.
- Übersäuerung entsteht ebenfalls durch Bewegungsmangel. Die besten Möglichkeiten des Abtransports von Säuren aus dem Körper sind das Abatmen von Kohlensäure über die Lungen und das Ausscheiden neutralisierter Säureschlacken über die Schweißdrüsen der Haut. Je intensiver wir uns bewegen, umso besser funktioniert dieser Transportweg. Außerdem werden durch intensive sportliche Betätigung auch überschüssige Säuren, die in Bindegeweben, Muskeln und Gelenken abgelagert wurden, wieder herausgelöst.

schen soll, wird erneuert. So hat man den positiven Nebeneffekt der Darmsanierung. So seltsam das auch klingen mag: Beim Eiweißfasten bedient sich der Körper erst einmal aus den eigenen »Müllhalden« – d.h., er zehrt von überflüssigen oder krankhaften Ablagerungen im Organismus. Abgebaut wird z.B. überschüssiges Kollagen, das als Folge der üppigen Ernährung bei den meisten Menschen in den Wänden der Blutgefäße abgelagert wurde. Der Körper verzehrt auch abgestorbene Zellen oder ausgediente weiße Blutkörperchen und löst Zellverbände auf, mit denen er z.B. einen Krankheitsherd abgekapselt hatte, um benachbarte Organe und Gewebe zu schützen.

Der Abbau von Immunkomplexen

Bei diesen Abbauvorgängen werden auch Immunkomplexe unschädlich gemacht. Diese Strukturen stehen im Verdacht, Krankheiten wie Rheuma oder Allergien auszulösen. Bei Immunkomplexen handelt es sich um Klumpen von Abwehrzellen, die entstehen, wenn ein Krankheitserreger von unterschiedlichen Zellen des Immunsystems (z. B. Erkennungszellen, Killerzellen, Fresszellen) angegriffen und unschädlich gemacht wird. Durch diesen Vorgang entstehen Zellgebilde, die zu groß sind, um auf normalem Weg aus dem Körper geschafft zu werden. Sie passen nicht mehr durch die »Türen«, durch die normalerweise Nährstoffe zwischen Blut und Gewebe ausgetauscht werden. Viele Ärzte halten sie für die eigentlichen Verursacher von Allergien und rheumatischen Erkrankungen. Wenn der Mensch fastet, löst sein Organismus das noch verwertbare Eiweiß aus diesen Immunkomplexen heraus. Dadurch zerfallen die Zusammenballungen von Zellen, die einzelnen Bruchstücke passen wieder durch die Tür und werden auf dem üblichen Weg als Abfall aus dem Körper geschwemmt.

Weizen enthält prozentual mehr Eiweiß als ein Entenbraten, Sojabohnen liefern ein Drittel mehr Eiweiß als ein Schweineschnitzel, in weißen Bohnen stecken ca. 50 Prozent mehr Eiweiß als in Kabeljaufilet und selbst Nudeln (ohne Ei!) enthalten nur unwesentlich weniger Eiweiß als die gleiche Menge Magerquark!

Verjüngungskur für den Kreislauf

Wissenschaftliche Beobachtungen haben ergeben, dass Männer während einer strengen vierwöchigen Fastenkur rund 600 bis 700 Gramm Eiweiß verlieren, bei Frauen sind es etwa 500 Gramm. Diese Menge entspricht etwa fünf Prozent der Eiweißvorräte im Körper. Da beim Eiweißfasten in erster Linie Narbengewebe und eiweißhaltige Ablagerungen in den Blutgefäßen abgebaut werden, wirkt das wie eine Verjüngungskur für den gesamten Kreislauf, vor allem dann, wenn arteriosklerotische Ablagerungen die Gefäße verstopfen und einen Herzinfarkt oder Schlaganfall auszulösen drohen. Entscheidend beim Eiweißfasten ist, dass während der Kur genügend gesunde Basenstoffe aufgenommen werden. Essen Sie viel Gemüse, Salat und jede Menge Obst. Wenn Sie durch das Fasten auch abnehmen wollen und insgesamt die Nahrungsmenge stark beschränken, sollten Sie zusätzlich ein Basenpräparat einnehmen.

Eiweißgehalt in Nahrungsmitteln

Nahrungsmittel	Kalorien kcal/ 100 g	Eiweiß g/100 g	Fett g/100 g	Kohlen-hydrate g/100 g	Ballast-stoffe g/100 g	Zink mg/100 g	Selen µg/100 g
Sojabohnen	370	35,9	18,6	15,8	15,7	4,3	14
Parmesan	396	35,6	25,8	0,0	0,0	3,0	–
Schinken, geräuchert	290	34,0	16,0	0,0	0,0	1,7	–
Harzer Käse	129	30,0	0,7	1,0	0,0	2,0	–
Emmentaler	403	28,7	29,7	0,0	0,0	4,6	11
Erdnüsse	608	25,3	48,0	12,2	7,0	3,1	2
Gouda	303	24,5	22,3	0,0	0,0	4,0	5
Schwein, mager	108	21,8	2,4	0,0	0,0	1,9	1
Kalbfleisch	135	20,6	4,3	0,0	0,0	1,9	–
Rindfleisch	155	20,6	8,1	0,0	0,0	3,8	3
Pute	145	20,6	6,9	0,0	0,0	0,0	1,6
Forelle	112	19,5	2,7	0,0	0,0	0,5	70
Mozzarella	255	18,5	19,8	0,0	0,0	1,7	–
Huhn	261	18,0	18,8	0,0	0,0	1,1	–
Kabeljau	82	17,7	0,4	0,0	0,0	0,5	27
Quark, 10 %	76	13,5	0,2	4,0	0,0	0,6	5
Vollkornnudeln	342	12,6	3,6	59,9	8,8	3,5	33
Grünkern	327	10,8	2,7	63,3	8,8	3,5	–
Naturreis	347	7,2	2,2	73,4	2,9	1,4	40
Rosenkohl	35	4,5	0,3	3,8	4,4	0,9	18
Joghurt	73	3,9	3,8	5,4	0,0	0,4	1
Brokkoli	26	3,3	0,2	2,8	3,0	0,9	–
Milch	67	3,3	3,5	4,8	0,0	0,4	9
Kartoffeln	72	1,8	0,1	17,0	1,2	0,3	10

Genuss und Lebensqualität

In einer britischen Großstudie, an der seit 17 Jahren rund 11 000 Personen teilnehmen, wurden die Auswirkungen der Ernährungs- und Lebensweise auf Gesundheit und Lebensgefühl deutlich. Interessanterweise schnitten nicht die Gesundheitsapostel am besten ab, die sich nichts gönnten, die nur freudlose Körnermahlzeiten und Kräutertee zu sich nahmen. Die besten Ergebnisse hatten Menschen, die ihre normale Ernährung, die häufig auch Fleisch, Eier, Käse und Fisch enthielt, durch den eifrigen Verzehr von Gemüse, Obst und Rohkostsalaten ergänzten. Sie erlitten 25 Prozent weniger Herzinfarkte und 30 Prozent weniger Schlaganfälle als jene Menschen, bei denen Obst, Salat und Gemüse nur eine untergeordnete Rolle spielten.

Der tägliche Stress, ausgelöst durch ständigen Termindruck, Sorgen und Ärger verstärkt die Probleme, die durch eine Übersäuerung des Organismus zusätzlich hervorgerufen werden.

Mit Lust leben

In Langzeitstudien versuchen Wissenschaftler die Frage zu klären, warum manche Menschen an Krebs erkranken und andere nicht. Dazu wird erfasst, welche Ernährung die Testpersonen bevorzugen, wie sportlich sie sind und welche sonstigen Lebensgewohnheiten sie haben. Es zeigte sich, dass Menschen, die nicht an Krebs erkranken und selten Infektionskrankheiten bekommen, sich anders ernähren, körperlich aktiver sind, maßvoll mit Genussmitteln (Bier, Wein, Tabak) umgehen und kein hohes Übergewicht haben.
Wissenschaftler schließen daraus, dass es offenbar gesündere und ungesündere Lebensweisen gibt, aber welche Faktoren nun genau eine gesunde Lebensweise oder eine gesunde Ernährung ausmachen, liegt noch im Dunkeln.

Wenn das Gewissen krank macht

Wer wüsste nicht, dass zu viel Stress krank macht? Auf der anderen Seite ist aber ein Leben ohne eine gewisse Menge an Stress überhaupt nicht lebenswert. Jeder Arzt kann bestätigen, dass zu viel Tabakgenuss und zu viel Alkohol krank machen. Alkohol in Maßen jedoch beugt dem Herzinfarkt vor und eine wohldosierte Form des Tabakgenusses kann die Denkfähigkeit des Gehirns steigern und altersbedingten Ausfallerscheinungen entgegenwirken. Auch Kaffee in Maßen wirkt sich günstig auf das logische Denken aus. Zu viel Arbeit oder gar keine Arbeit, beides kann ernsthafte Krankheiten auslösen. Zu viel Fernsehen ist ebenso gesundheitsschädlich wie zu viel Sport, was die besonders verletzungsanfälligen Hochleistungssportler immer wieder eindrucksvoll beweisen. Die Menge macht das Gift, wusste schon der berühmte Arzt Paracelsus zu Beginn des 16. Jahrhunderts. Das gilt durchaus nicht nur für Heilmittel und Medikamente, sondern auch für Nahrungs- und Genussmittel. Doch in der richtigen Dosierung tragen diese Faktoren zu Gesundheit, Wohlbefinden und Zufriedenheit bei und steigern somit die Lebensqualität.

Mit Obst, Gemüse und Brot fällt Ihnen die Umstellung während der Eiweißfastenzeit sicherlich nicht schwer. Sie füllen den Magen mit gesunden Ballaststoffen. Heißhungerattacken werden vermieden.

Genussmittel

»Lieber einmal mit gutem Gewissen sündigen, als mit schlechtem Gewissen genießen«, mit diesen Worten wurde unlängst eine Studie zum Genussverhalten vorgestellt. In dieser Untersuchung, in der sieben europäische Nationen verglichen wurden, entwickelten die Deutschen die heftigsten Schuldgefühle, wenn sie beim Essen oder Trinken mal über die Stränge schlagen. Sie beherrschen die Kunst des Genießens am wenigsten von allen untersuchten Völkern. Die häufigsten Gewissensbisse bereiteten nach dieser Studie Bewegungsfaulheit, das Verspeisen von Kuchen, Eiskrem und Schokolade und das Rauchen. An zweiter Stelle der »Sünden« stehen Essen und Einkaufengehen, der Genuss von Käse, Sahne oder Butter und Genussmitteln wie Tee oder Kaffee. Der Leiter der Untersuchung hält die übertriebenen Gewissensqualen, die Menschen bei lässlichen Sünden wie Naschen oder einem Glas Wein oder Bier empfinden, für gesundheitsgefährdend: »Schuldgefühle sind an sich nichts Schlechtes. Sie dienen als psychische Bremse gegen unsoziales Verhalten. Wo sie aber von außen eingeredet werden und Genussentscheidungen belasten, erzeugen sie nichts weiter als psychosomatischen Stress«. Als Fazit dieser Studie kann Folgendes festgehalten werden: Wer mit schlechtem Gewissen sündigt, hat doppelten Schaden. Denn Personen, die normalerweise zu Schokolade oder zu einem Glas Bier greifen, um eine Stresssituation zu lockern, erfahren eine Stresszunahme, wenn gleichzeitig das schlechte Gewissen vorherrscht. Das dient weder dem Wohlbefinden, noch der Gesundheit. Wer auf solche Weise chronisch sündigt, wird sein Immunsystem auf Dauer schwächen, er wird anfälliger für Infektionen und Herz-Kreislauf-Krankheiten.

Den Körper entsäuern

Wie Sie die erforderlichen Basenstoffe aufnehmen, spielt erst einmal eine untergeordnete Rolle. Sie können sie trinken oder als Tabletten einnehmen, oder Sie nehmen sie ausschließlich mit der Nahrung auf – wählen Sie ganz einfach den Weg, der Ihnen am angenehmsten ist.
Auch um die im Körper entstehenden Säuren wieder loszuwerden, stehen Ihnen mehrere Wege zur Verfügung. Sie können sie dreimal pro Woche in der Sauna ausschwitzen oder Marathonläufe machen, Sie können sich über Meditation oder autogenes Training regelmäßig in einen Zustand der Entspannung versetzen, der Säure regulierend auf das vegetative Nervensystem wirkt. Sie können ganz einfach basische Mineralwässer trinken, um die Säuren im Körper zu neutralisieren und sie hinauszuschwemmen. Wichtig ist, dass Sie sich für Maßnahmen entscheiden, die Ihnen den Spaß am Leben nicht nehmen.

Natürlicher Gewichtsverlust

Beim Eiweißfasten brauchen Sie eines nicht zu tun, was ansonsten fast jede Diät so mühsam macht: Sie müssen keine Kalorien zählen. Das erleichtert doch schon vieles. Trotzdem hilft Ihnen das Eiweißfasten nicht nur bei der Entsäuerung, sondern Sie werden zugleich auch schlanker und halten Ihr Gewicht, wenn Sie sich hinterher einigermaßen richtig, d.h. vor allem ausgewogen und mit wenig Eiweiß ernähren. In erster Linie sollte diese Kur aber den gesundheitsfördernden Entsäuerungsprozess einleiten und das durch Säure geschädigte Nervensystem reparieren.

Kalorienzählen ist nicht nur lästig, es bringt auch nichts. Eine neue Studie aus Dänemark zeigt, dass Kalorienzähler nicht besser abnehmen als Menschen, die sich ohne Zählzwang und Rotstift, dafür aber mit gutem Gewissen schlank essen.

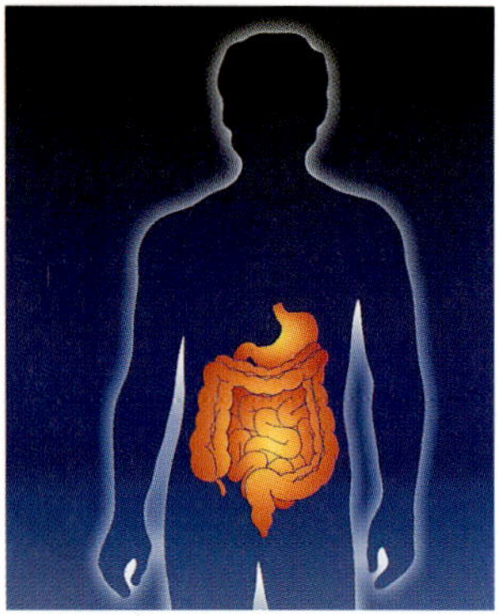

Das Verdauungssystem des Menschen kann auf Übersäuerung mit Magen- und Darmerkrankungen reagieren.

Wohltat für das Verdauungssystem

So räumen Sie Ihren Magen auf

Leiden Sie ab und zu unter saurem Aufstoßen, Sodbrennen und Magendrücken oder einem Magengeschwür? Passiert es Ihnen manchmal, dass Sie eine oder zwei Stunden nach einer Mahlzeit unerklärlichen Heißhunger verspüren und das Gefühl haben, durch einen Imbiss drohende Magenschmerzen abwenden zu können? Wenn Sie bei einer oder mehreren der geschilderten Erscheinungen zustimmen müssen, dann ist es um die Säure-Basen-Balance in Ihrem Körper schlecht bestellt. Denn alle diese Beschwerden deuten darauf hin, dass Sie zu viel Magensäure haben, und das ist meist ein sicheres Zeichen für eine gestörte Säure-Basen-Balance.

Die Funktion von Kochsalz

Auch wenn Kochsalz eine entscheidende Rolle für die Herstellung von Magensalzsäure und Basenfluten spielt, ein Übermaß an Kochsalz fördert die Entstehung von Bluthochdruck und Magenkrebs.

Bei der Entstehung der oben geschilderten Beschwerden spielt der so genannte Kochsalzkreislauf in unserem Körper eine wichtige Rolle. Aus ganz normalem Kochsalz wird in spezialisierten Magenzellen, die Belegzellen genannt werden, Salzsäure hergestellt, die zur Verdauung von Eiweiß, Knorpel oder Knochensubstanz erforderlich ist. Bei diesem chemischen Vorgang entsteht aber außer der Salzsäure noch ein weiterer Stoff, der Natriumbikarbonat oder auch Natriumhydrogenkarbonat heißt. Im Volksmund ist diese Substanz auch bekannt unter den Namen »Natriumkarbonat«, »Natron« oder »Soda«. In Wasser gelöst, ist Natriumbikarbonat ein ausgesprochen basisch wirkender Stoff. Es wird von den Belegzellen in der Magenwand all jenen Organen bzw. Drüsen zugeführt, die einen hohen Basenbedarf haben, das sind im Wesentlichen die Leber und die Bauchspeicheldrüse.

Natriumbikarbonat und die Säure-Basen-Balance

Natriumbikarbonat nimmt eine Schlüsselposition ein in der Regulierung der Säure-Basen-Balance im Körper. Natürlich funktioniert die Säureausscheidung auch über die Atmung, das Schwitzen der Haut, über Stuhl und Urin, aber für die chemische Neutralisierung überschüssiger Säuren spielt der Magen als »Basenfabrik« die wichtigste Rolle. Hieraus ergeben sich dann die weit verbreiteten Magenprobleme, wenn der Magen Basen produzieren muss, weil mit der Nahrung nicht genügend Basenstoffe zugeführt werden.

In einem gesunden Organismus und bei ausgewogener Ernährung ist die Entsäuerung völlig unproblematisch. Denn in diesem Fall stehen aus der Nahrung genügend basisch wirkende Mineralstoffe zur Verfügung. Die durch Stoffwechsel, Zellerneuerung, Abbau von Eiweiß oder Sauerstoffmangel entstehenden Säuren können in harmlose Verbindungen umgewandelt werden. Die dabei entstehenden chemischen Verbindungen werden einfach aus dem Körper ausgeschieden.

Sauer durch Basenproduktion

Der Körper kann sich gegen die Säureflut zwar eine ganze Zeit lang wehren, indem er die anfallenden Säuren in Depots lagert, um sie bei nächster Gelegenheit abzutransportieren. Doch wenn diese Gelegenheit nicht eintritt, sind die Lagerplätze irgendwann überfüllt. Das wichtigste Depot für solche Säureablagerungen ist das Bindegewebe; danach folgen Sehnen, Gelenke, Muskeln. Sind diese Säurelager voll, dann versucht der Organismus im Magen die erforderlichen Stoffe zur Neutralisierung dieser Säuren bereitzustellen.

Dabei entsteht ein verhängnisvoller Teufelskreis. Der Magen stellt Basen her, um die freien Säuren im Körper zu neutralisieren. Gleichzeitig entsteht in dieser chemischen Reaktion mehr Salzsäure als der Körper zur Verdauung benötigt. Der Nahrungsbrei wird dadurch stark mit Säure angereichert. Damit die Verdauung im Dünndarm funktioniert, muss der Speisebrei jedoch basisch sein. Die vom Magen produzierten Basen wurden aber zur Neutralisation der freien Säuren im Blut

Eiweißfasten führt nicht dazu, dass lebenswichtige Organe wie Herz oder Leber angegriffen werden. Auch wenn unser Körper Eiweiß nicht wie Fett speichert, kann er im Notfall auf erstaunliche Reserven zurückgreifen, z. B. indem er überflüssiges Körpergewebe aufzehrt. Es gibt eine regelrechte Rangfolge des Eiweißabbaus. Zuallererst wird Abfallgewebe abgebaut, erst viel später geht es an die Muskeln und an die Eiweißbestände von Organen oder Blut. Herz und Gehirn genießen die höchste Schutzstufe.

benötigt und fehlen nun im Darm. Die Bauchspeicheldrüse bzw. Leber und Gallenblase signalisieren das Fehlen der Basenmineralien und regen den Magen zur weiteren Produktion von Natriumbikarbonat an. Auf diese Weise entsteht eine neue Säureflut im Magen. Diese überschüssige Säure ist es auch, die Sodbrennen, Magen- und Zwölffingerdarmgeschwüre begünstigt und bei vielen Menschen zu heftigen Heißhungerattacken führt.

Beim Sodbrennen gerät ein Teil des bereits im Magen eingesäuerten Nahrungsbreis in den Bereich der unteren Speiseröhre und verursacht so das typische Brennen.

Dem geplagten Magen helfen

Kartoffelsaft gegen Sodbrennen

Es gibt viele Möglichkeiten, einem geplagten Magen zu helfen. Als ausgezeichnetes Naturheilmittel gegen Sodbrennen und Magenschmerzen hat sich der Presssaft von Kartoffeln bewährt. Trinken Sie ein bis zwei Tassen täglich, jeweils auf nüchternen Magen.

Unterstützung der Säure-Basen-Balance

▶ **Basisch wirkende Getränke**
Kräutertee aus Pfefferminze, Melisse, Wermut, Tausendgüldenkraut, Lindenblüten oder Kamille, grüner oder schwarzer Tee oder mit Wasser verdünnte Gemüsesäfte führen dem Körper wertvolle Basenstoffe zu und tragen über die Flüssigkeitsmenge dazu bei, die schädlichen Säuren aus dem Körper zu schwemmen.

▶ **Basenpräparate aus der Apotheke oder Drogerie**
Basenpräparate gleichen die saure Stoffwechsellage aus, die zunächst durch Fasten im Körper entsteht. Sie resultiert daraus, dass die im Bindegewebe abgelagerten Säuren herausgelöst werden. Man fühlt sich unwohl, ist müde und schlapp. Dieser Zustand wird auch als Fastenkrise bezeichnet. Es handelt sich um nichts anderes als um eine akute Übersäuerung, der aber wirksam durch die Einnahme konzentrierter Basenstoffe begegnet werden kann, weil diese sich mit den frei werdenden Säuren zu neutralen Salzen verbinden.

Weißkohlsaft gegen den sauren Magen

Bei überschießender Magensäure und Folgeerscheinungen wie Magenschleimhautentzündung hat sich auch Weißkohlsaft bewährt. Weißkohl wirkt in zweifacher Hinsicht: Zum einen enthält er einen Stoff, der die Salzsäureproduktion normalisiert; zum anderen verbessert er die Durchblutung der Magenschleimhaut, die dadurch widerstandsfähiger gegenüber Attacken der Magensäure wird.

Die Empfehlungen der DGE (Deutsche Gesellschaft für Ernährung) bezüglich des täglichen Bedarfs an Mineralstoffen, Spurenelementen und Vitaminen beruhen auf der Erfahrung, dass Menschen nicht überdurchschnittlich oft krank werden, wenn sie genau diese Mengen an Vitalstoffen zu sich nehmen.

Basen künstlich ersetzen

Gesundes Essen sollte immer zu 80 Prozent aus Nahrungsmitteln bestehen, die im Körper basisch reagieren oder neutral sind (siehe auch vordere Umschlagsinneneite dieses Ratgebers). Nur 20 Prozent sollten aus dem Bereich der Säurelieferanten stammen.
Diese ideale Ernährung kann nicht jeder von uns immer einhalten. Zu häufig finden Mahlzeiten außer Haus statt – in Betriebskantinen, Restaurants, bei Einladungen, in Eile an der Imbissbude. Basenmineralien in Form von Tabletten, Pulver, Tropfen oder Kapseln bieten in solchen Fällen die Möglichkeit, dem Körper etwas Gutes zu tun. Nehmen Sie diese konzentrierten Mineralstoffpräparate möglichst nicht gleichzeitig mit dem Essen ein. Denn sonst kann es passieren, dass das Gegenteil des erwünschten Effektes erreicht wird. Die Basenstoffe neutralisieren die entstehende Magensäure und dadurch wird der Magen zu immer höherer Säureproduktion angeregt. Das kann vermieden werden, wenn Basenpräparate zwischen den Mahlzeiten eingenommen werden. Dann werden die Basenstoffe an Bauchspeicheldrüse, Leber und Gallenblase direkt weitergegeben.

Erstaunliche Erfolge

Immer wieder haben Ärzte die erstaunlichen Wirkungen der wieder hergestellten Säure-Basen-Balance an ihren Patienten beobachten können. Auf Dauer werden auch Beschwerden gebessert, die durch

Raubbau an den Mineralreserven des Körpers entstehen. Denn wenn der Organismus nicht durch seine Nahrungsaufnahme die Säure-Basen-Balance erreichen kann, bedient er sich in seiner Not aus den Vorräten, die im Skelett enthalten sind. In solchen Fällen wird beispielsweise Kalzium aus Knochen oder Zähnen herausgelöst, um Säuren zu neutralisieren. Durch Aufnahme der erforderlichen Basenmineralien lassen sich auch Krankheiten wie Osteoporose, Zahnverfall, Haarausfall und brüchige Fingernägel verhüten bzw. bessern.

Der Einbau von Kollagen in die Gefäßwände ist auch ein Zeichen des natürlichen Alterungsprozesses. Er bewirkt – zusammen mit anderen Faktoren Veränderungen, die wir als Arteriosklerose bezeichnen. Die Gefäße verlieren ihre Elastizität und ihr Innenumfang verringert sich.

Wenn das Bindegewebe vergreist

Das Schlimmste an der chronischen Übersäuerung ist die vorzeitige Alterung des Bindegewebes, die als Folge der permanenten Einwirkung von Säuren eintritt. Die Zwischenzellsubstanz des Bindegewebes wird unter Säureeinfluss immer zähflüssiger, das Bindegewebe vernarbt und verdickt sich, weil der Reparaturdienst des Körpers immer mehr Eiweißstoff Kollagen einbaut.

Kollagen ist das Gerüsteiweiß, das das Bindegewebe stützt. Es sorgt für die Geschmeidigkeit und Straffheit unserer Haut, verleiht unseren Knochen Elastizität und hält die Wände der Blutgefäße elastisch. Mit zunehmendem Alter – vor allem aber unter dem permanenten Einfluss von Übersäuerung – wird immer mehr Kollagen in das Bindegewebe eingebaut, um es zu verstärken. Es wird hart und fest, und die Elastizität geht verloren.

Das Bindegewebe erstreckt sich, zusammen mit Nerven und Gefäßen, über den ganzen Organismus, und es umgibt alle Blutgefäße, bis hin zu den allerfeinsten Gefäßen. Zwischen dem Blut und den Zellen der Organe ist keinerlei Flüssigkeitsaustausch möglich, ohne dass dabei das Bindegewebe eine wichtige Vermittlerrolle spielt. Ein gealtertes, durch Kollagen vernarbtes Bindegewebe ist aber nicht mehr so speicherfähig und durchlässig für Nährstoffe. Dadurch wird natürlich auch die lebenswichtige Filterfunktion gestört, die normalerweise für den raschen Fluss von Nährstoffen und für die ungehinderte Entgiftung der Zellen sorgt.

Einflüsse auf die Säure-Basen-Balance

- Säuren- und Basenzufuhr durch die tägliche Nahrung
- Die Entstehung saurer Stoffwechselschlacken
- Die Bildung von Säuren durch krankhafte Vorgänge, etwa bei umgekippter Darmflora durch chronische Gärung des Darminhaltes oder durch ständige Säurebildung als Folge von Stoffwechsel- oder Organerkrankungen, z. B. bei Diabetes
- Der Abtransport von Säuren durch die Tätigkeiten von Nieren und Darm
- Die Ausscheidung von Kohlensäure über die Lunge
- Die Bildung von Salzsäure und basischem Natriumbikarbonat durch den Magen bei der Aufspaltung von Kochsalz, was einen erheblichen Einfluss auf die Säure-Basen-Balance des Körpers ausübt
- Die Beschaffenheit der natürlichen Säuredepots im Körper, insbesondere des Bindegewebes, ohne die eine normale Einstellung des Säure-Basen-Gleichgewichtes unmöglich ist
- Der Einfluss des vegetativen Nervensystems auf die Säurebildung im Körper bzw. auf das Leistungsvermögen des Organismus, sich überschüssiger Säuren zu entledigen. Etwa unter Belastung durch Stress, Sorgen oder aber durch glückliche Familienumstände und befriedigende berufliche Tätigkeit

Der endgültige Zusammenbruch

Zellen, die durch ein übersäuertes Bindegewebe nicht mehr richtig versorgt werden, geraten sozusagen in Atemnot. Sie erhalten zu wenig Sauerstoff. Um die Sauerstoffversorgung weiterhin zu gewährleisten, wird die Sauerstoffatmung durch eine Milchsäuregärung ersetzt werden. Das ist aber keine Dauerlösung. Hierbei entsteht nämlich Milchsäure (Laktat), und die behindert den Abtransport der Stoffwechselschlacken endgültig. So bildet sich nicht nur ein idealer Nährboden für die Entstehung von Krebszellen, sondern die Zellen ersticken auch in ihren eigenen, giftigen Stoffwechselabfallprodukten. Normalerweise kennen wir Milchsäure in Zusammenhang mit Muskelkater. Die kurzfristige Ablagerung solcher Stoffwechselschlacken gilt jedoch nicht als gefährlich.

Das Bindegewebe ist fast dreimal so groß wie unser größtes Organ, die Leber. Als Füllstoff schützt es sowohl Nerven als auch die Organe in unserem Körper.

Basen machen gute Laune

Aber selbst der chronisch übersäuerte Mensch ist dieser geschilderten Entwicklung nicht hilflos ausgeliefert. Auch bei einer fortgeschrittenen Übersäuerung kann das Ruder noch herumgerissen werden.
Bei vielen Krankheiten haben sich in der Praxis durch Gabe von Basenmineralien erstaunliche Wirkungen gezeigt. Das reicht von der Rückbildung von Krankheitssymptomen wie Wasseransammlungen im Körper (Ödemen), Rheumaschmerzen oder Gelenkbeschwerden bis hin zur Steigerung der Stoffwechselleistungen, zur Stärkung der Selbstheilungskräfte des Körpers, zu neu erwachender Leistungsfähigkeit und spürbar erhöhter Lebensfreude.

Die Nahrung wird während des Verdauungsprozesses in zahlreichen Schritten zerkleinert und aufgespalten bis sie schließlich für die Körperzellen verwertbar ist. Magensäure, verschiedene Enzyme und Verdauungssäfte leisten dabei Schwerstarbeit.

So bringen Sie Ihren Darm in Ordnung

Eine gestörte Verdauung ist fast immer die Folge einer falschen Ernährung. Denn diese beeinflusst die Bakterienbesiedelung des Darms und damit in erheblichem Maße auch unsere Gesundheit und unser Wohlbefinden.
Machen Sie sich einmal klar, dass im menschlichen Darm zehnmal mehr Bakterien leben als der Mensch insgesamt an Körperzellen besitzt. Ca. 500 verschiedene Bakterienarten und insgesamt etwa 100 Billionen Bakterien leben im Darm eines gesunden Menschen in einer für beide Seiten erfreulichen Wohngemeinschaft. Biologen und Mediziner nennen dieses »friedliche Zusammenleben« Symbiose.

Der Darm, die Wiege des Immunsystems

Der Darm ist neben der Haut das größte Immunorgan des Menschen. Manche Mediziner nennen ihn deshalb auch die Wiege des Immunsystems. Der Darm funktioniert als wichtige Hemmschwelle, die den Körper von giftigen, bösartigen oder allzu reizenden Stoffen, vor Krankheitserregern oder deren giftigen Ausscheidungen schützt. Dabei spielt es eine untergeordnete Rolle, ob die schädlichen Stoffe über

die Nahrung in den Körper kommen, sich auf dem Nährboden schlecht verdauter Nahrungsbestandteile im Körper entwickeln, oder ob sie mit dem Blut aus anderen Bereichen des Organismus herantransportiert werden, um so schnell wie möglich durch den Darm ausgeschieden zu werden.
Es ist allein wichtig, wie der Darm mit der Menge der anfallenden schädlichen Stoffe fertig wird. Je mehr Giftstoffe dabei im Darm selbst durch krank machende Bakterien einer ungesunden Darmflora anfallen, umso schwerer fällt es ihm, Schadstoffe, die aus der Nahrung kommen oder durch Stoffwechselvorgänge im Körper entstehen, wirkungsvoll zu beseitigen.

Der Darm bildet eine wichtige Barriere, durch die das Körperinnere vor Krankheitserregern geschützt wird. Die Darmflora bildet dazu ein Netzwerk aus verschiedensten Abwehrzellen und Bakterien.

Der Darm, unser größtes Lymphorgan

Allein ein Viertel der Darmschleimhaut besteht aus Lymphgewebe, das als Teil des Abwehrsystems die Aufgabe hat, uns vor Krankheitskeimen und Schadstoffen zu schützen. Damit ist der Darm das größte Lymphorgan des Körpers. Da ist es kein Wunder, wenn der Darm öfter mal scheinbar ohne Grund mit Krämpfen oder mit Durchfall reagiert, um Krankheitskeime, Gifte und Unverdauliches so schnell wie möglich wieder loszuwerden. In anderen Fällen hält er die Nahrungsreste zurück, weil er auf Ballaststoffe wartet, um die anfallenden Gifte, wie Gallensäuren, binden zu können. Wenn er zu lange und vergeblich auf solche Stoffe wartet, ermüdet er, wird schlaff und eine Verstopfung wird schnell chronisch.
Der Darm hat im Organismus eine der wichtigsten Abwehraufgaben. Daher kann die Bedeutung einer gesunden Darmflora gar nicht hoch genug eingeschätzt werden. Als Darmflora bezeichnet man die Besiedelung des Darms mit den richtigen Bakterien.
Dauerhaft falsche Ernährung führt dazu, dass die Darmflora umkippt. Dann vermehren sich unwillkommene und häufig schädliche Bakterien geradezu explosiv. Derart schädliche Bakterien können beispielsweise Fäulnisbakterien sein, die davon leben, Nahrungsreste zu zersetzen, und dabei giftige Gase bilden wie etwa Schwefelwasserstoff. Es können auch Gärungsbakterien sein, die unverdauten Zucker in Alko-

hol umwandeln. Eine umgekippte Darmflora verursacht nämlich nicht nur Beschwerden wie Verstopfung, Blähungen oder Durchfall, sondern schaltet auch die oben besprochenen Gesundheitsschutzmechanismen aus.

Es gibt zwei beschleunigende Faktoren für die Entstehung von Nitrosaminen im Körper:

- Ein saures Stoffwechselmilieu, also Übersäuerung.
- Eine umgekippte Darmflora – also falsche Bakterien in verschiedenen Darmabschnitten.

Je stärker die Darmflora gestört ist, desto geringer ist auch die Kraft der »guten Darmbakterien«, solche Krebsgifte abzubauen.

Säure lässt Krebsgifte entstehen

Einen weiteren Gesundheitsschutz baut die gesunde Darmflora im Dickdarm auf. Dort herrscht nämlich als Folge der bakteriellen Tätigkeit ein zwar schwacher, aber immerhin messbarer elektrischer Spannungszustand. Diese elektrische Spannung führt zu chemisch-physikalischen Reaktionen, mit deren Hilfe beispielsweise Krebs erregende Stoffe wie Nitrosamine in harmlose Verbindungen umgewandelt werden. In dieser Hinsicht wirkt eine Übersäuerung des Organismus doppelt schädlich. Nitrosamine sind Verbindungen, die aus Nitrat, dem Salz der Salpetersäure, entstehen. Sie entstehen im Körper in Abhängigkeit von der Nitratbelastung der Nahrung, und je saurer das Körpermilieu ist, umso mehr Nitrosamine bilden sich.

Derzeit sind ca. 300 verschiedene Nitrosamine, also organische Verbindungen des Nitrats bekannt. Sie gelten als die gefährlichsten Krebserreger überhaupt. Für 270 dieser Verbindungen konnte eine Krebs erzeugende Wirkung in Tierversuchen nachgewiesen werden. Nitrate finden sich in vielen Gegenden im Trinkwasser, und auch Obst und Gemüse sind häufig nitratbelastet, vor allem, wenn sie aus Treibhäusern stammen oder sehr stark gedüngt worden sind. Auch Wurst und gepökeltes Fleisch sind eine wichtige Quelle für Nitrosaminbildung.

Verstopfung erhöht das Krebsrisiko

Chronische Verstopfung bewirkt die Zunahme von Fäulnisbakterien im Dickdarm, und das erhöht das Krebsrisiko. Ist die Darmflora in Ordnung, bauen die Mikroorganismen mit Hilfe zahlreicher Enzyme die vorhandenen Krebsgifte und unverdaulichen Ballaststoffe ab. Bei

Verstopfung und gestörtem Darm aber werden harmlose Bestandteile aus der Nahrung durch »schlechte Keime« zu Krebsgiften umgebaut. Die schädliche Wirkung multipliziert sich noch dadurch, dass entstehende Gifte oft tagelang im Darm verweilen, dort auf die empfindliche Darmschleimhaut einwirken oder sogar durch die Darmwand hindurch ins Blut gelangen und sich im ganzen Organismus verbreiten. Daher ist es kein Wunder, dass falsche Ernährung heute als Ursache für 30 bis 35 Prozent aller auftretenden Krebserkrankungen gilt.

Jede Anwendung von Abführmitteln sollte wohl überlegt sein. Durch ballaststoffreiche Lebensmittel und Bewegung kann der Darm gesünder in Schwung gebracht werden.

Beschwerden bei gestörtem Darm

Jede(r) vierte Deutsche hat heute Probleme mit dem Darm. Sie machen sich als unterschiedliche Beschwerden bemerkbar. Bei manchen Menschen äußern sich Darmprobleme in einer erhöhten Anfälligkeit für Infektionen oder in Müdigkeit, und wieder andere leiden unter gelegentlichen Durchfällen, chronischer Verstopfung oder unter einem unerklärlichen Wechsel von Durchfall und Verstopfung. Selbst Hautunreinheiten, schmerzende Gelenke oder unerklärliche Muskelschmerzen können ihre Ursache in einem entgleisten Darmmilieu haben.

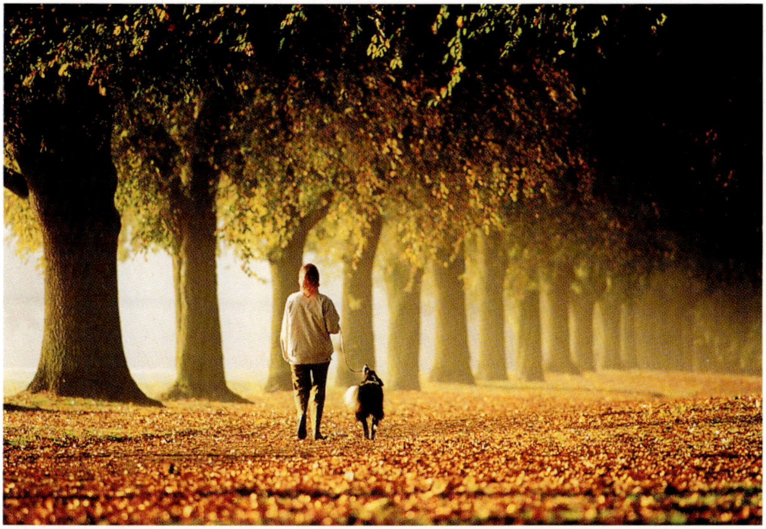

Wer einen Hund hat, sollte den täglichen Spaziergang an der frischen Luft nicht als lästiges Übel betrachten, sondern als Gelegenheit nutzen, seiner Gesundheit etwas Gutes zu tun.

Ernst, aber nicht hoffnungslos

Solange sich aus solchen Beschwerden noch keine wirklich ernsthafte Krankheit entwickelt hat, ist das Problem wieder in den Griff zu kriegen. Sie werden gleich sehen, dass für derartige Darmbeschwerden häufig die gleichen Ursachen infrage kommen, die auch eine chronische Übersäuerung des Organismus bewirken.

Hauptursache ist eine falsche Ernährung. Sie führt nicht nur zu der geschilderten bakteriellen Fehlbesiedelung des Darms, sondern auch zu Mineralstoff- und Vitaminmangel sowie zur Schwächung der Abwehrkräfte. Zu diesen Mangelzuständen kommt es, trotz üppiger Nahrung, die scheinbar mehr als genug wertvolle Stoffe enthält, trotz zusätzlicher Vitamintabletten und Mineralstoffbrause und obwohl wir unser schlechtes Gewissen durch das Essen von naturbelassenen Joghurts beruhigen, die voll sind mit heilsamer, rechtsdrehender Milchsäure.

Eine der Hauptursachen von Darmträgheit ist Bewegungsmangel. Daher ist es vor allem bei sitzenden Berufen wichtig, für Ausgleich zu sorgen.

Mehrere Schritte zur Darmsanierung

Um nun die Selbstheilungskräfte des Darms zu sanieren, gibt es eine ganze Reihe von Möglichkeiten, die am besten wirken, wenn man verschiedene Schritte miteinander kombiniert.

- Wichtigster und erster Schritt ist das Eiweißfasten, das bereits im Kapitel »Wege zum Säureabbau« beschrieben wurde. Es beschränkt die Eiweißzufuhr und führt – vor allem wenn gleichzeitig die Kalorienzufuhr insgesamt gedrosselt wird – zum Abbau jener störenden Eiweiß- oder Kollagenstrukturen, die den Stoffwechsel der Gewebe und den Blutfluss in den Gefäßen behindern.
- Der zweite Schritt ist eine ballaststoffreiche Ernährung. Ballaststoffe kommen vor allem in solchen Nahrungsmitteln vor, die außerdem noch zu den besten Lieferanten von Basenstoffen gehören, also in Gemüse, Getreide, Obst, Nüssen, Kartoffeln und Hülsenfrüchten. Ballaststoffe sind in vielerlei Hinsicht lebenswichtig. Sie nehmen Wasser auf, quellen dadurch und erhöhen so das Volumen des Stuhls. Damit fördern sie den regelmäßigen, gesunden Stuhlgang. Andere Ballaststoffe binden Gallensäuren und Cholesterin und bewirken, dass diese

Stoffe von einer gesunden Darmflora ab- oder umgebaut werden und aus ihnen sogar gesunde Wirkstoffe entstehen. Die besten Lieferanten solcher Ballaststoffe sind Haferkleie, weiße Bohnen, Sellerie, Feigen, Rosenkohl, Orangen, grüne Erbsen und Äpfel.

- Der dritte Schritt besteht in der Aufnahme so genannter probiotischer Nahrungsmittel. Das sind im Grunde alle Lebensmittel, die Milchsäure enthalten oder bei der Verdauung die Bildung von Milchsäurebakterien im Körper begünstigen. Neuerdings sind sogar Milchprodukte auf dem Markt, die mit eigens gezüchteten Stämmen von Milchsäurebakterien angereichert werden. Sie enthalten Milchsäurebakterienstämme der Typen Laktobazillus azidophilus, Laktobazillus casei Goldin oder Laktobazillus casei Gorbach. Die Deutsche Gesellschaft für Ernährung (DGE) steht diesen nicht ganz preiswerten Erzeugnissen noch skeptisch gegenüber, da bisher die Wirkung nicht eindeutig nachgewiesen werden konnte.
- Der vierte Schritt der Darmsanierung muss von einem Arzt überwacht werden. Gemeint ist die medikamentöse Unterstützung beim Aufbau einer gesunden Darmflora. Hierfür stehen lebende Stämme erwünschter Darmbakterien wie z. B. Saccharomyces boulardii oder bestimmte Stämme von Escherichia coli zur Verfügung. Solche Darmbakterien entwickeln im Dickdarm eine ähnliche Schutzfunktion wie die erwähnten Milchsäurebakterien.

Rezept für den Baseneinlauf

Drei Gramm Natriumbikarbonat oder ein gehäufter Teelöffel Bullrich-Salz (ein basisches Mineralsalz) wird in einem halben bis drei viertel Liter körperwarmem Wasser aufgelöst. Benutzen Sie einen Irrigator, das ist ein Gerät für Einläufe, und lassen Sie die Flüssigkeit langsam in den Darm einlaufen. Da der Darm eine große Menge von Basenstoffen aufnehmen kann, ergibt sich ein positiver Effekt für den Gesamtorganismus. Es wird aber auch der pH-Wert im Darm selbst ins basische Milieu verändert. Deshalb wirkt der Einlauf auch gegen eine lokale Übersäuerung im Darm, die sich etwa in einer Verkrampfung des Enddarms oder auch durch Säurebrennen im Analbereich äußern kann.

Auch frisches Sauerkraut, naturbelassener Joghurt oder Brottrunk haben eine äußerst günstige Wirkung auf die Darmflora.

Positive Wirkung basischer Mineralsalze

- Die Mangeldurchblutung des Gehirns geht zurück
- Im Blut sinkt der Spiegel der Stoffe, die Blutgerinnsel entstehen lassen
- Das Risiko für Schlaganfall und Herzinfarkt verringert sich
- Zu hoher Blutdruck sinkt
- Die Durchblutung im Bereich der feinsten Kapillaren verbessert sich
- Gliederschmerzen, Kreuzweh, Muskelverspannungen und Kopfschmerzen lassen nach oder verschwinden
- Schlafstörungen bessern sich
- Erschöpfungszustände vergehen
- Die Konzentrationsfähigkeit und die Gedächtnisfunktion nehmen zu

Auch ohne aufwändige Methoden

Manche Therapeuten setzen Kuren mit persönlich auf den Patienten zugeschnittenen Bakterienkulturen ein. Solche Darmsanierungen können von einem halben bis zu fünf Jahren dauern. Das ist eine langwierige und teure Geschichte, weil im Normalfall von der Krankenkasse auch die Kosten nicht übernommen werden. Viele Ärzte wissen aus Erfahrung um die Selbstheilungskraft des Darms und halten derartige Behandlungen für überflüssig. Selbst nach einer Antibiotikatherapie, die bekanntlich nicht nur Krankheitserreger, sondern auch die natürlichen Darmbakterien abtötet, erholt sich die Darmflora ganz von selbst, wenn die Nahrung stimmt.

Eigentlich sollten dem Körper täglich mindestens 30 Gramm Ballaststoffe zugeführt werden, ideal wären sogar 40 Gramm. Doch wir nehmen durchschnittlich nicht einmal die Hälfte der empfohlenen Tagesration zu uns.

Ballaststoffe als gesunde Basis

Eine entscheidende Rolle für eine vernünftige Ernährung spielen Ballaststoffe, deren Wert für unsere Gesundheit vielfach noch weit unterschätzt wird. Sie regulieren nicht nur das Säureklima im Darm, indem sie Fett- und Gallensäuren binden; sie verbessern auch die Cholesterinwerte im Blut, und sie scheiden Substanzen aus, durch die

die Darmschleimhaut vor dem Einfluss von Schadstoffen geschützt und die Erneuerung der Darmwandzellen begünstigt wird. Der Abbau und die Umwandlung löslicher Ballaststoffe im Darm wird durch Bakterien bewirkt. Hierbei entstehen natürlicherweise Gase. Das ist entgegen der weit verbreiteten Ansicht durchaus kein krankhaftes Anzeichen. Darmgase dienen in erster Linie der Unterstützung einer gesunden und erwünschten Darmbewegung. Normalerweise gehen diese Gase als harmlose Winde (Flatulenzen) ab, und auch das ist durchaus nicht krankhaft. 13 bis 20 Winde am Tag gelten als völlig normal. Erst wenn die Blähungen erheblich darüber hinausgehen, muss über krankhafte Ursachen nachgedacht werden. Neben einer Fehlbesiedelung des Dickdarms mit unerwünschten Bakterien (Dysbakterie) kann in seltenen Fällen auch eine krankhafte Mangelverwertung von Kohlenhydraten im Dünndarm die Ursache sein.

Blähungen, die nach dem Genuss von viel Brot, Zwiebeln oder Hülsenfrüchten entstehen, sind relativ harmlos. Diese werden nämlich von den »guten« Bakterien ausgelöst. Sie haben in einer gestörten Darmflora nur nicht die richtigen »Kollegen«, die in der Lage sind, die entstehenden Gase wieder abzubauen.

Was wirklich gegen Verstopfung hilft

Wenn Ihr Darm lahmt, helfen Abführmittel auf Dauer nicht. Sie führen nicht nur zur Gewöhnung, sondern sie können auch erhebliche Verluste an Mineralstoffen bewirken und auf diese Weise die chronische Verstopfung verstärken.
Auch pflanzliche Abführpräparate, die Wirkstoffe der Aloe, des Sennesstrauches, der Cascararinde, der Faulbaumrinde oder der Rhabarberwurzel sind mit Vorsicht anzuwenden. Präparate, die eine oder mehrere dieser Substanzen enthalten, ziehen Wasser und die darin enthaltenen Mineralstoffe aus dem Körper, um damit den Darminhalt geschmeidiger zu machen. Gleichzeitig hemmen sie die Aufnahme neuer Mineralstoffe aus dem Nahrungsbrei und verursachen auf diese Weise einen doppelten Verlust an Basenstoffen. Der Körper verliert die Mineralstoffe, die mit dem Wasser aus den Geweben herausgezogen werden und kann keine neuen Mineralstoffe aus der Nahrung aufnehmen und verwerten. Abführmittel, die lediglich Wasser binden, sind weniger problematisch, sollten jedoch ebenfalls nicht auf Dauer eingenommen werden.

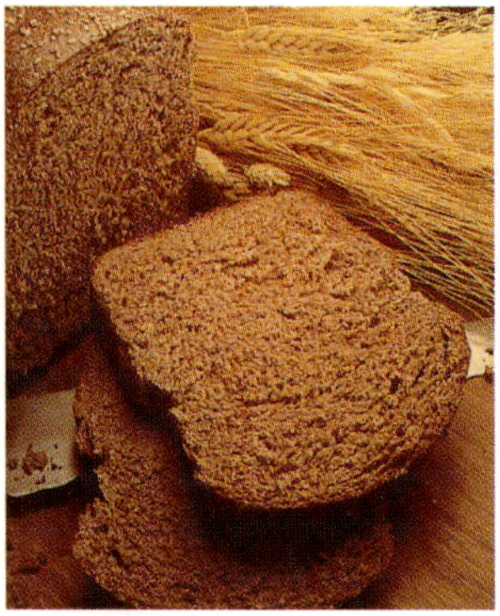

Kohlenhydratreiche Lebensmittel wie Brot, Nudeln, Kartoffeln und Reis sind notwendige Ballaststoffe.

Eine Ernährung, die Übergewicht zur Folge hat, enthält grundsätzlich zu viele Säuren, wie sie z. B. in den Säurelieferanten Alkohol und tierische Fette enthalten sind.

Essen, Trinken und Bewegung

Ernährungsirrtümer

Der größte und verbreitetste Irrtum über Ernährung lautet: Brot, Kartoffeln, Nudeln und Reis machen dick. Eiweiß dagegen hält schlank. Deshalb werden Kohlenhydrate nur in geringen Mengen verzehrt, Fleisch und Fisch dagegen in möglichst großen Portionen. Dieses Essverhalten aber führt zu einer Form der Fehlernährung, die das gewaltige Problem der Übersäuerung zur Folge hat.
Zahlreiche Untersuchungen haben ergeben, dass der Körper Kohlenhydrate als sofort verfügbaren Kraftstoff verwertet und gar nicht in Fett umwandelt. Bevor das passiert, müsste man schon eine gewaltige Menge Kohlenhydrate zu sich nehmen. Studien haben gezeigt, dass erst wenn sehr viel Brot, Nudeln, Reis und Gemüse verzehrt werden, etwa 65 Prozent dieser Kohlenhydrate in Körperfett umgewandelt werden. Um solche Mengen an Kohlenhydraten aufzunehmen, müsste man aber mindestens 25 Scheiben Brot oder rund sechs Pfund Kartoffeln verspeisen.

Kalorien sind nicht gleich Kalorien

Noch bis vor kurzem hieß es, der menschliche Körper ist unbestechlich. Der Organismus zählt jede Kalorie, ob sie nun aus Kohlenhydraten, aus Eiweiß, Fett oder Alkohol stammt. Diese Behauptung ist falsch! Es macht durchaus einen Unterschied, aus welcher Art von Nährstoff die Kalorien kommen.
Ernährungswissenschaftler haben festgestellt, dass es eine Rangordnung der Kalorien gibt, nach der die einzelnen Arten von Kalorien im Körper verbrannt werden.

Rangfolge der Kalorienverbrennung im Körper

- Die erste Stelle in der Rangfolge der Kalorienverbrennung nimmt Alkohol ein. Seine Verbrennung setzt sofort nach Aufnahme in den Körper ein. Deshalb kennt jeder, der einmal Alkohol getrunken hat, das Gefühl der Wärme, die den Körper durchströmt. Die sofortige Entsorgung ist notwendig, da der Körper keine Alkoholspeicher hat und Alkohol zudem als Zellgift wirkt.
- Als Nächstes werden Kohlenhydrate verbrannt. Sie sind der normale Kraftstoff für den Organismus. Nimmt man zu viele Kohlenhydrate mit einer Mahlzeit auf, kommt es, ähnlich wie bei Alkohol, zu Wärme- oder Hitzegefühlen, denn sie vermitteln dem Organismus den Eindruck, jetzt sei kraftvolle Leistung gefragt.
- Eiweiß wird, wenn es nicht aktuell zum Aufbau von Muskeln oder Zellen direkt benötigt wird, ähnlich schnell verbrannt wie Kohlenhydrate. Allerdings ist die Erzeugung von Säuren und schädlichen Abfallprodukten bei der Verstoffwechselung von Eiweiß erheblich größer als bei der Verarbeitung von Kohlenhydraten.
- Fett ist der Energieträger, für den eigentlich unbegrenzte Depots im Körper bereitgestellt werden. Es wird immer erst dann verbrannt, wenn die vorher genannten Energieformen nicht ausreichen, um den Körper zu versorgen. Die Verbrennung von Fett im Körper steht immer an letzter Stelle – nicht verbranntes Fett endet als Körperspeck.

Viele Menschen essen so lange, bis sie ein starkes Völlegefühl im Magen verspüren. Zu diesem Zeitpunkt haben sie aber längst schon den Sättigungspunkt überschritten.

Was wirklich satt macht

Wie schön, dass es also vor allem die kohlenhydrathaltigen Nahrungsmittel sind, die zu einer idealen Säure-Basen-Balance führen. Sie machen satt, sie dienen als wertvoller Brennstoff, und sie machen nicht dick. Gemeint sind hier allerdings solche Nahrungsmittel, die komplexe Zucker enthalten und nicht Süßigkeiten, die überwiegend aus Einfachzuckern bestehen. Wenn Sie sich hauptsächlich mit komplexen Kohlenhydraten ernähren, müssen Sie weder Kalorien zählen, noch komplizierte Nährstofftabellen studieren, denn Sie erreichen ganz von selbst die ideale Säure-Basen-Balance. Obendrein wird sich auch Ihr Körpergewicht normalisieren, da bei dieser Ernährungsweise das Sättigungsgefühl besser funktioniert.

Satt durch Kohlenhydrate

In wissenschaftlichen Studien zeigte sich, dass Testpersonen nach einem kohlenhydratreichen Frühstück die geringste Lust auf eine Zwischenmahlzeit am späteren Vormittag verspürten. Eiweißhaltige Nahrungsmittel sorgten für eine schnelle Sättigung, die jedoch sehr viel kürzer andauerte. Fett übte den geringsten Einfluss auf das Sättigungsgefühl aus. Das zeigt, dass eine Mischkost aus Kohlenhydraten, Eiweiß und wenig Fett die ideale Ernährungsform sein muss. Die daraus hervorgehenden Ernährungsempfehlungen lauten denn auch, dass 65 Prozent der täglich benötigten Kalorien mit Kohlenhydraten, 25 Prozent mit Fett und 10 Prozent mit Eiweiß abgedeckt werden sollten. Ernährungsmediziner sind allerdings skeptisch, ob derart knappe Fettanteile in der alltäglichen Ernährungspraxis eingehalten werden können, zumal in unserer Nahrung überall versteckte Fette lauern.

Versteckte Fette befinden sich fast überall. In Fertiggerichten ebenso wie in Frühstückshörnchen, in Schokolade, in Wurst und Käse. Sogar Halbfett- oder Lightprodukte enthalten oft noch erstaunliche Fettmengen.

Die fetten Sünden

Mit einem Stück Mandeltorte verspeisen Sie 560 Kilokalorien, also mehr als ein Viertel der Tagesration, rund 380 Kilokalorien entfallen auf Fett. Eine Rostbratwurst (150 Gramm) enthält 390 Kilokalorien, ein Drittel davon sind Fettkalorien. Mit dem Stück Mandeltorte und der Rostbratwurst hätten Sie bereits Ihre gesamte Tagesration an Fett aufgenommen, aber eigentlich haben Sie noch nichts Richtiges gegessen.

Fettbewusst leben

Es ist zugegebenermaßen nicht ganz einfach, fettarm zu leben. Sie sollten aber die fettarme Ernährung auch nicht allzu verbissen sehen. Studien in den USA ergaben, dass Testpersonen dann am gesündesten lebten und am leichtesten überflüssiges Körpergewicht verloren, wenn

Tips, um Fett zu vermeiden

- Wählen Sie bei Käse grundsätzlich die billigsten (sprich: relativ fettärmsten) und bei Wurst die teuersten (sprich: magersten) Sorten.
- Entfernen Sie alle sichtbaren Fettbestandteile von Fleisch und Wurst.
- Seien Sie zurückhaltend beim Verzehr von Eiern. Sie gefährden die Cholesterinwerte, verstärken die Säureproduktion.
- Verwenden Sie so wenig Streichfett wie möglich.
- Essen Sie Brot immer nur wenig bestrichen und belegt. Das Brot soll dick, aber der Belag dünn sein.
- Schränken Sie Ihren Alkoholkonsum ein. Immerhin macht Alkohol bei deutschen Männern im Durchschnitt bereits 10 Prozent der täglich aufgenommenen Kalorien aus.

sie sich ballaststoffreich und fettbewusst, jedoch nicht strikt fettarm ernährten. Eine Personengruppe, die den Fettanteil in der Nahrung auf 15 Prozent reduzierte, behielt sogar ihr Übergewicht, zudem verschlechterten sich die Cholesterinwerte. Personen, die sich dagegen je nach Appetit mit überwiegend Kohlenhydraten, wenig Eiweiß und weitgehend fettarm ernährten, nahmen durchschnittlich drei Kilogramm ab und hatten dabei optimale Blutfettwerte. Deshalb erlauben Ernährungsmediziner auch noch einen Fettanteil von 30 Prozent.

Achten Sie neben der Ausgeglichenheit ihrer Ernährung auch auf die Häufigkeit und den Zeitpunkt der Nahrungsaufnahme.

Sauer oder basisch?

Grundsätzlich werden vier Gruppen von Nahrungsmitteln unterschieden. Die ersten beiden Gruppen sollten wir bevorzugen – die beiden letzteren zwar genießen – aber bitte mit Vorsicht.

Basen liefernde Nahrungsmittel

- Kartoffeln
- Gemüse (Wurzel-, Blatt- und Wildgemüse)
- Obst (vom heimischen Apfel bis zur exotischen Cherimoya)
- Rohe Milch und Sahne
- Stille Mineralwässer

Betrachtet man nur die Kalorien, ist die Nahrung der meisten Menschen reichlich, ja sogar überreichlich. Der Körper speichert den Überfluss in ständig zunehmenden Fettpolstern. Gleichzeitig fehlen der Nahrung aber viele Vitalstoffe, die zwar oft nur in winzigsten Mengen benötigt werden, bei deren Fehlen aber wichtige Körperfunktionen ausfallen oder nur sehr unvollkommen ablaufen.

- Gewürzkräuter wie Petersilie, Schnittlauch, Majoran, Thymian, Oregano, Dill, Senf, Kümmel, Pfeffer und Paprika

Neutrale Nahrungsmittel

Sie halten das Verhältnis zwischen Säuren und Basen im Körper im Gleichgewicht.

- Butter, naturbelassene Öle (Olivenöl, Distelöl)
- Walnüsse und Mandeln
- Leitungswasser

Säure erzeugende Nahrungsmittel

In diese Gruppe gehören Nahrungsmittel, die nicht selbst Säuren transportieren, bei deren Zerlegung im Stoffwechsel aber (unterschiedliche Mengen von) Säuren entstehen.

- Zucker und zuckerhaltige Limonaden
- Zuckerhaltige Süßigkeiten (Marzipan, Schokolade, Kuchen, Torten und Eiskrem)
- Brötchen, Weißbrot, Toastbrot und Graubrot
- Nudeln und Spätzle
- Polierter Reis
- Bohnenkaffee
- Alkoholische Getränke

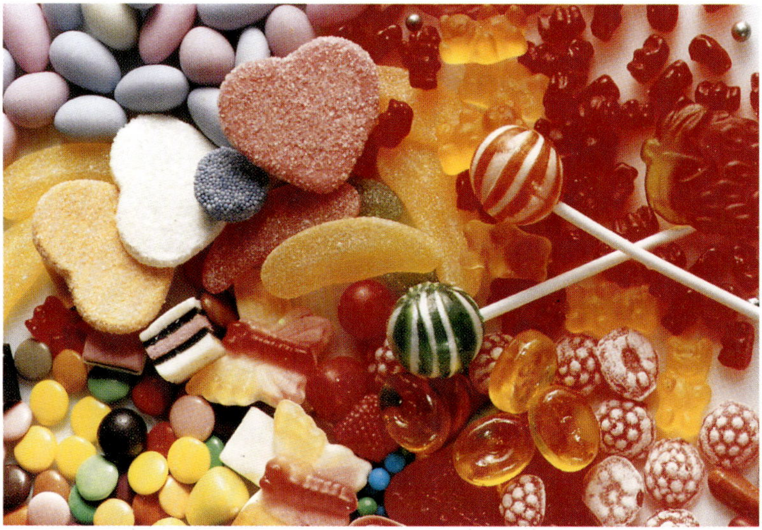

Süßwaren enthalten oft Unmengen an weißem raffiniertem Zucker. Sie zählen zu den Säure erzeugenden Lebensmitteln und sollten aus diesem Grund weitgehend gemieden werden.

Säurelieferanten

Diese enthalten einen Überschuss an Säure bildenden Mineralstoffen (z.B. Schwefel, Phosphor, Chlor, Jod, Fluor). Manche von ihnen haben sogar eine Doppelfunktion, weil sie im Stoffwechsel zusätzlich Säuren entstehen lassen.

- Fleisch, Innereien, Fisch, Geflügel und Wild

Die Pyramide der neuen Essvernunft

Da das Verhältnis von Säuren zu Basen im Körper ungefähr eins zu vier beträgt, sollte auch die Nahrung etwa dieses Verhältnis aufweisen. Ein Viertel der täglich aufgenommenen Kalorien darf aus den Gruppen drei und vier, Säureerzeuger bzw. Säurelieferanten stammen. Drei Viertel der Kalorien aber sollten Basenlieferanten oder neutrale Nahrungsmittel sein.

Um diese Ernährungsumstellung etwas zu erleichtern, haben amerikanische Ernährungswissenschaftler die »Pyramide der neuen Essvernunft« aufgestellt.

1. Am wichtigsten und umfangreichsten ist der Sockel der Pyramide. Er enthält all jene Grundnahrungsmittel, die wir für eine hohe Kohlenhydratzufuhr, als Lieferanten von Ballaststoffen, Basenmineralien und Spurenelementen dringend benötigen: Kartoffeln, auch Vollkornbrot, Mais, Naturreis, Vollkornnudeln und Hülsenfrüchte.

2. Die zweite Stufe sollte alle Gemüse, Salate, Obstsorten und Nüsse enthalten. Sie versorgen uns mit Basenmineralien, mit Vitaminen und Spurenelementen, mit Fettsäuren und mit pflanzlichen Abwehrstoffen gegen Krankheitskeime und Umweltgifte.

3. Die dritte Stufe ist nur noch halb so hoch wie die beiden unteren Stufen. Auf dieser Ebene sind Milch und Milchprodukte wie Käse, Quark und Joghurt angesiedelt. Des Weiteren die Fette wie Butter oder wertvolle Margarine, hochwertige Öle wie Olivenöl, Distelöl, Leinöl oder Weizenkeimöl.

4. Die kleine Spitze der Pyramide enthält die ausgesprochenen Sauermacher: Fleisch, Geflügel, Fisch und Eier. Sie sind hervorragende Nährstoffquellen, aber sie sollten nie zur Hauptsache werden.

In eine gesunde Ernährung sollten Vollkornprodukte mit einbezogen werden. Der Keim der Körner enthält nämlich zahlreiche Vitalstoffe wie B-Vitamine, das Vitamin E, Zink, Mangan und lebenswichtige Aminosäuren.

Lebensmittel, die heilen

Kaum bemerkt von der Öffentlichkeit, haben Ernährungsmediziner in den vergangenen Jahren Gruppen von Nahrungsmitteln als Nutraceuticals – übersetzt »Nahrungsheilstoffe« – eingestuft. Es handelt sich dabei eigentlich um Inhaltsstoffe, die in bestimmten Nahrungsmitteln vorkommen, und die nachweislich eine krankheitsvorbeugende oder sogar heilende Wirkung haben.

Das Spurenelement Selen hemmt die Bildung von freien Radikalen und bremst dadurch auch die Entstehung von Allergien, rheumatischen Erkrankungen und Krebs.

Am besten in Kombination

Das Geheimnis dieser Nahrungsheilstoffe besteht darin, dass sie offenbar dann am stärksten wirken, wenn sie harmonisch zusammenwirken können. Wer z.B. Vitamin C in reiner Form als Askorbinsäurepulver oder Brausetabletten zu sich nimmt, tut seinem Körper zweifellos etwas Gutes. Wer aber seinen Speiseplan mit Tomaten anreichert, scheint gegen Krebs besser gewappnet zu sein als durch bloßes Vitamin C. Denn Tomaten enthalten Chlorogensäure und P-Kumarinsäure, das sind Stoffe, die die Bildung von Krebs erzeugenden Nitrosaminen im Körper verhindern und zwar offenbar besser als reines Vitamin C, das bisher als wesentlicher Schutzfaktor vor Nitrosaminen galt.

Gefahr durch freie Radikale

Freie Radikale sind Schädlinge, die bei biochemischen Reaktionen im Körper entstehen. Man versteht unter freien Radikalen reaktionsfreudige Molekültrümmer, die bei Sauerstoffreaktionen entstehen und die einen starken Drang haben, mit anderen Stoffen zu reagieren. Auf diese Weise schädigen sie die Erbinformationen in Körperzellen, fördern so das Krebswachstum; sie lösen Alterungsprozesse in Haut, Geweben und Organen aus, verändern die Blutfette, so dass sich diese in den Blutgefäßen ablagern und dem Herzinfarkt oder Schlaganfall den Weg bereiten; schließlich schädigen sie auch die lebenswichtigen Eiweißbausteine des Körpers. Derartige Sauerstoffreaktionen werden Oxidationen genannt. Stoffe, die eine Oxidation verhindern, heißen Antioxidanzien.

Hilfe aus der Nahrung

Wichtig für die Gesundheit sind vor allem die Antioxidanzien aus der Nahrung. Dazu gehören Vitamine wie Beta-Karotin, Vitamin C und Vitamin E, das Spurenelement Selen, aber auch die in pflanzlichen Nahrungsmitteln vorkommenden Heilstoffe, z.B. Flavonoide oder auch Polyphenole. Solche Heilstoffe sind z.B. gelbe, rote oder blaue Pflanzenfarbstoffe oder pflanzliche Bitterstoffe. Sie schützen die menschlichen Zellen vor Oxidation, hemmen Entzündungen, beugen Allergien vor und entfalten hormonähnliche Wirkungen. So können pflanzliche Östrogene aus Sojaprodukten bei Frauen nach der Menopause die nachlassende Östrogenproduktion ausgleichen.

Wissenschaftliche Studien haben ergeben, dass Flavonoide, die z.B. in Äpfeln, Schwarztee, Zwiebelgewächsen, Tomaten und Rotwein reichlich enthalten sind, das Risiko eines Herztodes deutlich vermindern.

Das Wasser des Lebens

Unser Körper besteht zu ungefähr zwei Dritteln aus Wasser. Es wird hauptsächlich in der Muskulatur gespeichert. Bei einem 70 Kilogramm schweren Menschen befinden sich rund 20 Liter Wasser innerhalb der Körperzellen, 13 Liter umspülen die Zellen, drei Liter zirkulieren mit dem Blut im Organismus und etwa ein Liter Wasser verteilt sich auf die Körperhöhlen wie Augen, Gallen- und Harnblase oder Gehirn.

Wasser ist Nährlösung und Schutzmantel zugleich, darüber hinaus macht es die Muskeln geschmeidig. Es sorgt für den so wichtigen Abtransport von Abfallstoffen und Stoffwechselgiften. Je ausgeglichener der Wasserhaushalt ist, desto leistungsfähiger ist der Körper, desto müheloser fließt das Blut, desto problemloser arbeitet die Verdauung, desto besser wird unser Körper entgiftet.

Der Mensch verliert durchschnittlich zweieinhalb Liter Flüssigkeit am Tag: Ein Großteil des Wassers, etwa eineinhalb Liter, verläßt den Körper als Urin, mit dessen Hilfe Harnstoff und andere wasserlösliche Stoffwechselabfälle aus dem Körper gespült werden. Über den Schweiß und den Stuhlgang wird etwa ein viertel Liter Wasser über die Haut bzw. den Darm abgesondert, und ein drei viertel Liter Wasser verdampft bei der Atmung von Lunge und Haut.

Stille Wasser statt Kohlensäure – bei einer Säure-Basen orientierten Lebensweise sollte man auf mit Kohlensäure versetzte Mineralwässer verzichten. Der Körper hat mit der natürlich anfallenden Säurelast schon genügend zu tun.

Wasser verschiedener Qualität

Mineralwasser

Wird aus einer natürlichen oder einer künstlich erschlossenen Quelle gewonnen. Es muss aus Wasservorkommen stammen, die vor Verunreinigungen aus der Umwelt geschützt sind.
Nur die Zugabe von Kohlensäure ist erlaubt. Behandelt werden darf Mineralwasser nur zum Entfernen unerwünschter, allzu hoher Gehalte an Eisen oder Schwefel.
Bei Mineralwässern mit ernährungsphysiologisch besonders günstigen Zusammensetzungen von Mineralstoffen hat ein Gutachten diese Wirkung nachzuweisen. Für die Säure-Basen-Balance achten Sie bitte auf möglichst hohe Gehalte an Hydrogenkarbonat, Kalzium, Kalium und Magnesium.

Quellwasser

Muss keine Mindestmenge an Mineralstoffen oder Spurenelementen enthalten. Es wird, wie Mineralwasser, auch aus unterirdischen Wasservorkommen gefördert, unterliegt aber nicht dem strengen Gebot der natürlichen Reinheit.

Tafelwasser

Ist meist eine industriell hergestellte Mischung aus Leitungswasser und Mineralwasser.
Im Gegensatz zum Mineralwasser dürfen hier neben Kohlensäure auch Anteile von Meerwasser oder salzhaltiger Sole zur Geschmacksverbesserung zugesetzt werden.

Trinkwasser oder Leitungswasser

Ist heute ein streng kontrolliertes und schadstoffarmes Lebensmittel.
Die präzisen Vorschriften sorgen dafür, dass es grundsätzlich die Grenzwerte der Trinkwasserverordnung für den Gehalt an denkbaren Schadstoffen erfüllt. Deshalb enthält Leitungswasser mitunter weniger belastende Stoffe als sie natürlicherweise in Mineralwasser vorkommen können.

Heilwasser

Benötigt den wissenschaftlichen Nachweis, dass es aufgrund des Gehalts und der Zusammensetzung von Mineralstoffen und Spurenelementen zur Vorbeugung, Linderung oder Heilung von Krankheiten dienen kann. Unkontrolliertes und übermäßiges Trinken von Heilwasser kann allerdings auch zu entsprechenden gesundheitlichen Störungen führen.

Wasserverlust fördert Übersäuerung

Schweißtreibende körperliche Anstrengung kann den Wasserverlust auf zehn, in Extremfällen auf bis zu 20 Liter Flüssigkeit erhöhen. Entgegen der verbreiteten Ansicht wird mit dem Schweiß nur eine geringe Menge Kochsalz ausgeschieden, so dass starkes Schwitzen zu einer Konzentration des Salzes im dem Wasser führt, das unsere Zellen umspült. Um dies auszugleichen, wird Wasser aus den Körperzellen abgezogen. Es ist nur nahe liegend, dass bei einem übersäuerten Menschen dadurch gleichzeitig auch die Konzentration der im Bindegewebe oder in Gelenkspalten deponierten Säuren ansteigt. Bei einem starken Flüssigkeitsverlust kommt es auch zu einer Verschlechterung der Fließeigenschaften des Blutes und damit zu einer geringeren Sauerstoffversorgung und mangelnder Leistungsfähigkeit.

Durst ist bereits ein Anzeichen für ein fortgeschrittenes Flüssigkeitsdefizit. Deshalb sollte der Körper bereits vor dem Durstgefühl mit Flüssigkeit versorgt werden.

Innerlich verdurstet

Salz kann immer nur in begrenzten Mengen ausgeschieden werden, da der Urin nur begrenzt Salz aufnehmen kann. Salz, das nicht im Urin gelöst werden kann, muss im Körper bleiben. Je weniger Salz ausgeschieden werden kann, z. B. weil nicht genügend getrunken wird, umso mehr Salz belastet die Flüssigkeit, die die Zellen umspült und umso mehr Wasser wird den Zellen entzogen. Das ist auch der Grund, weshalb Schiffbrüchige innerlich verdursten, wenn sie Meerwasser trinken. Sie nehmen mit dem Salzwasser mehr Kochsalz auf als die Nieren ausscheiden können. Nur wenn genügend salzfreie Flüssigkeit zugeführt wird, können Salz und Stoffwechselgifte entsprechend verdünnt und ausgeschieden werden.

Durst als Warnsignal

Trinken muss der Mensch also und das nicht zu knapp. Denn durch die feste Nahrung bekommt er am Tag nur ungefähr einen Liter Wasser zugeführt. Etwa ein viertel Liter Flüssigkeit entsteht im Körper bei der

Verbrennung von Kalorien; man spricht hierbei von Oxidationswasser. Das Durstgefühl entsteht, wenn der Körper mehr als ein halbes Prozent seines Gewichtes durch angestrengte Atmung oder durch Schwitzen verloren hat.

Fehlen drei Prozent des Körperwassers, so schaltet der Körper auf Spargang. Es wird weniger Urin ausgeschieden, der Speichelfluss lässt nach. Aber auch die Entgiftung des Körpers funktioniert nur noch mangelhaft, und die Verdauung ist beeinträchtigt. Dies tritt vor allem bei älteren Menschen oft ein, denn ihr Durstgefühl funktioniert häufig nicht mehr richtig. Auch durch geistige Anspannung, Stress, Ablenkung oder andere körperliche oder seelische Einflüsse kann das Durstgefühl verloren gehen. Betroffene sollten jedenfalls viel trinken, auch wenn sie gar keinen Durst haben.

Limonaden und Colagetränke enthalten besonders viel weißen Industriezucker. Dieser entzieht dem Körper vor allem das Vitamin B1, was langfristig zu einer Schädigung des zentralen Nervensystems führen kann.

Gute und schlechte Getränke

Der beste Nachschub für den Flüssigkeitshaushalt des Körpers ist einfaches Trinkwasser. Dazu eignet sich Wasser aus der Leitung, Tafel- oder Mineralwasser. Bei Mineralwasser sollten sie jedoch darauf achten, dass es sich um ein kochsalz- bzw. natriumarmes Mineralwasser handelt. Vermeiden Sie auch zuckerhaltige Getränke. Ihr Wohlgeschmack führt zwar in den meisten Fällen zu einer höheren Flüssigkeitsaufnahme als neutral schmeckende Getränke wie pures Wasser, ihr Zuckergehalt belastet aber die Kalorienbilanz nicht unerheblich.

Bedenklich sind auch die bei Kindern beliebten Colagetränke. Die in ihnen enthaltenen Phosphate rauben dem Körper Kalzium und können zu schweren Knochenerkrankungen wie Osteoporose führen.

Auch alkoholische Getränke sind nicht geeignet, den Flüssigkeitshaushalt in Ordnung zu halten. Alkohol unterdrückt im Körper die Bildung eines Hormons, das ADH (antidiuretisches Hormon) genannt wird. Dieses Hormon steuert die Flüssigkeitsbalance im Körper. Wird die Konzentration dieses Hormons verringert, dann erhöht sich die Wasserausscheidung über die Nieren. So kommt es, dass nach einer langen Zechtour am anderen Morgen ein heftiges Durstgefühl besteht, selbst wenn am Abend vorher drei oder vier Liter Bier getrunken wurden.

Heilwasser

Zur Unterstützung der Entsäuerung kann es besonders hilfreich sein, Heilwasser mit sehr hohen Anteilen an basischen Mineralien zu trinken. Beispielsweise wirkt hydrogenkarbonathaltiges Wasser erwiesenermaßen gut bei der Pufferung überschüssiger Magensäure und bei der Normalisierung der Säureproduktion. Es unterstützt die Wirkung der Bauchspeicheldrüse, steigert die Harnsäureausscheidung, verbessert die Harnsäurelöslichkeit und beugt so der Steinbildung vor.

Man hat festgestellt, dass Tee trinkende Raucher generell einem geringeren Krebsrisiko ausgesetzt sind als andere Raucher. Offenbar beeinflusst Tee die Entgiftungsmechanismen des Körpers positiv.

Kaffee und Tee

Aufgrund des Röstvorgangs enthält Kaffee eine Reihe von Röststoffen, die im Körper saure Reaktionen hervorrufen. Kaffee sollte deshalb nur in Maßen genossen werden. Gegen eine Tasse am Morgen und am Nachmittag ist jedoch nichts einzuwenden.

Rein basisch hingegen wirken viele Teesorten, so z. B. schwarzer oder grüner Tee. Eine Tasse enthält rund 300 Milligramm basische Mineralstoffe, vorwiegend Kalzium, Magnesium sowie Spuren von Eisen, Zink, Kupfer, Selen und Jod. Viele Teetrinker merken, dass sie nach Teegenuss einen viel stärkeren Harndrang empfinden als wenn sie Kaffee trinken. Das ist eindeutig ein Anzeichen für die entwässernde und zugleich entsäuernde Wirkung von Tee.

Darüber hinaus enthalten alle Teesorten pflanzliche Heilstoffe, die Krebs vorbeugen und schädliche Cholesterinablagerungen in den Blutgefäßen verhüten. So kommt es, dass passionierte Teetrinker nachweislich einem geringeren Herzinfarkt- und Schlaganfallrisiko ausgesetzt sind.

Alkohol

Wenn Sie schon Alkohol genießen wollen, meiden Sie Spirituosen jeglicher Art. Bier sorgt zumindest dafür, dass Ihr Blut flüssig bleibt, auch wenn sich die übrigen gesundheitlichen Wirkungen sehr in Grenzen halten. Leider gibt es Hinweise darauf, dass Biertrinker häufiger an

Auch in naturbelassenen Obst- und Gemüsesäften kommen wichtige Pflanzenheilstoffe vor. Genießen Sie deshalb öfter mal ein Glas Tomaten-, Trauben-, Orangen- oder Apfelsaft.

Darmkrebs erkranken als Menschen mit anderen Trinkgewohnheiten. Gesundheitlich am günstigsten wirkt sich Wein aus, aber nur wenn er in Maßen genossen wird (ein Viertelliter pro Tag für Frauen und ein halber Liter maximal für Männer).

Trinken Sie möglichst Rotwein aus Anbaugebieten wie Deutschland, Österreich, Schweiz, Nordfrankreich (Burgund, Rhône) oder Norditalien (Piemont, Südtirol, Venetien). In den dort wachsenden Rotweinsorten sind besonders hohe Mengen eines Wirkstoffes enthalten, den die Weinrebe gegen Pilzbefall und Fraßschädlinge entwickelt. Diese Substanzen (Polyphenole) lagern neben den gesundheitsfördernden Farbstoffen (Flavonoide) in den Schalen der Trauben, und da Rotwein im Gegensatz zu Weißwein mitsamt den Traubenschalen vergoren wird, bleiben diese Wirkstoffe auch im Wein enthalten. Sie wirken auch beim Menschen gegen Krankheitserreger, gegen freie Radikale und gegen Arteriosklerose. Es sind ähnliche Stoffe wie diejenigen, die im schwarzen und im grünen Tee enthalten sind.

Laufen Sie der Säure davon

Nur in einem Muskel oder einem Gelenk, das nicht regelmäßig bewegt wird, kann sich Säure einnisten. Das ist auch der Grund, weshalb Rheumapatienten dringend geraten wird, sich so viel wie möglich zu

So fördert Sport ihre Gesundheit

- Aktivieren Sie so viele Muskeln wie möglich.
- Puls 180 minus Lebensalter, so lautet die Formel für die richtige Herzbelastung. So soll ein 50-jähriger bei etwa 130 Pulsschlägen pro Minute trainieren.
- Der Körper soll deutlich ins Schwitzen geraten.
- Die Atmung muss spürbar beschleunigt werden.
- Vermeiden Sie Belastungen, die über Ihre Kräfte gehen. Überanstrengung führt zu krankhaften Knochenveränderungen (Arthrose). Dagegen ist normale, schonende Belastung ein Jungbrunnen für die Gelenke.
- Sport soll Spaß machen. Verbissene Aktivität bringt sonst eher das Gegenteil von Fitness und guter Laune.

bewegen. In einem bewegten Gelenk funktioniert der Nachschub mit gesund erhaltenden Stoffen aus der Nahrung; nur ein bewegtes Gelenk wird auch befreit von Stoffwechselgiften.
Eine viertel Stunde flotte, schweißtreibende Bewegung täglich, das reicht schon aus, um Muskeln und Gelenke von Schlacken zu befreien. Es gibt so viele Möglichkeiten, sich dieses notwendige Training zu verschaffen. Machen Sie einen strammen Spaziergang, bei dem Sie ein wenig aus der Puste geraten, oder gehen Sie mal wieder schwimmen. Eine zügige Radtour, die Teilnahme an Aerobic, ein Besuch im Fitnessstudio tragen ebenso zu Ihrer Gesundheit bei wie eine Runde Schnee zu schippen. Hüten Sie sich aber vor Aktivitäten, die ruckartige Muskelanspannungen und plötzliche Kraftanstrengungen erfordern. Bevorzugen Sie solche Sportarten, die eine dauernde, gleichmäßige Belastung bringen. Geeignet sind Wandern, Joggen, Radfahren, Aerobic, Schwimmen oder Skilanglauf.

Kreislauf- und Muskeltraining funktioniert auch ganz einfach im Alltag. Nehmen Sie öfter mal die Treppen statt den Aufzug, lassen Sie das Auto in der Garage, und fahren Sie mit dem Fahrrad.

Sport und Säurebildung

Jeder Energievorgang, also auch Sport oder Bewegung, lässt im Körper Säure entstehen. Säure entsteht aber auch, wenn Sie keinen Sport treiben. Sport und Bewegung dagegen erzeugen nicht nur Säuren, sondern helfen auch kräftig dabei, vorhandene Säuren auszuscheiden. Sie fördern die Durchblutung und damit den Abtransport von Säuren. Sie beschleunigen die Atmung und damit die Ausscheidung von Kohlensäure über die Atemluft. Bewegung trägt dazu bei, die Basenstoffe aus der Nahrung optimal im ganzen Organismus zu verteilen. Sie unterstützt die Tätigkeit des Darms und damit die Verdauung und hilft dadurch, die Säure-Basen-Balance herzustellen. Sport reguliert den Blutzucker und entlastet dadurch eines der wichtigsten Basenorgane, nämlich die Bauchspeicheldrüse. Regelmäßig ausgeübt, verbessert er Leistungskraft und gute Laune und wirkt dadurch über das vegetative Nervensystem der Säureüberlastung entgegen. Wenn Sie sehr lange keinen Sport mehr gemacht haben, sollten Sie sich von Ihrem Arzt untersuchen lassen; er berät Sie gerne, welche Sportart für Sie infrage kommt.

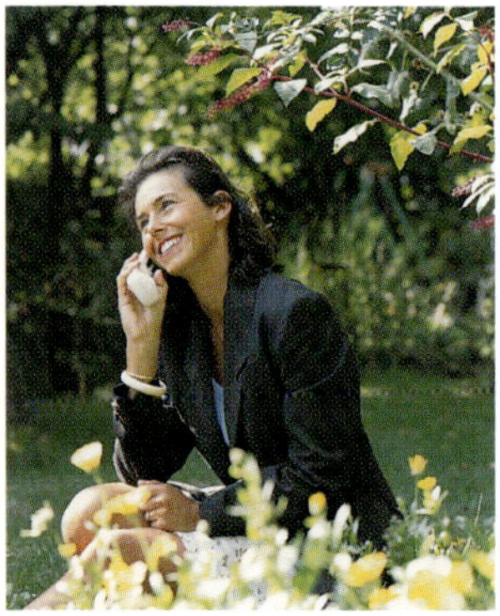

Eine Ernährungsumstellung dient nicht nur dem Gewichtsverlust, sondern hält Körper, Geist und Seele langfristig gesund und fit.

Die Revolution Ihres Ernährungsprogramms

Bei der in diesem Buch vorgeschlagenen Entsäuerungskost werden keine Kalorien gezählt. Die Angaben in den Rezepten dienen nur der Orientierung. Sie müssen auch nicht unbedingt jedes Gramm abwiegen. Nur zu Beginn sollten Sie bei Fleisch, Käse oder Fisch immer wieder mal die Waage zur Hand nehmen, um ein Gefühl dafür zu bekommen, wie wenig das eigentlich ist, was Sie von diesen Nahrungsmitteln essen sollten. Denn es ist schon ein Unterschied, ob Sie ein Halbpfundsteak auf dem Teller haben oder ob Sie ein Geschnetzeltes von 70 Gramm Kalbsfilet herstellen. Sie werden sich aber bald daran gewöhnt haben, Fleisch, Fisch, Eier und Käse allenfalls als regelmäßige Beilage und nicht mehr als die Hauptbestandteile einer jeden Mahlzeit zu betrachten.

Die optimale Nährstoffkombination

Die ideale Zusammensetzung unserer Ernährung sollte zu 55 Prozent aus Kohlenhydraten, zu 30 Prozent aus Fett und zu 15 Prozent aus Eiweiß bestehen.

Worauf bei den Rezepten in jedem Fall geachtet wird, ist die ideale Zusammensetzung nach Kohlenhydraten, Fett und Eiweiß. Denn darauf allein kommt es nach neuesten Erkenntnissen der Ernährungswissenschaft bei einer gesunden Ernährung an. Wenn dieses Verhältnis stimmt, dann brauchen Sie auch keine einzelnen Mineralstoffe oder Spurenelemente, keine Kalorien oder essenziellen Fettsäuren mehr zusammenzurechnen. Denn einen solchen Ernährungsplan können Sie gar nicht »ungesund« zusammenstellen. Achten Sie aber darauf, dass die Kohlenhydrate nicht aus Einfachzuckern stammen, mit denen Kuchen, Speisen oder Getränke angereichert sind, sondern aus den Mehrfachzuckern, die in Getreide, Kartoffeln, Gemüse und Obst enthalten sind. Diese Nahrungsmittel enthalten auch noch Vitamine, Aminosäuren, Fettsäuren und Eiweiß. Die meisten Gerichte der konventionellen Ernährung sind überladen mit Fett. Große Fleischportionen und der verschwenderische Umgang mit Käse bringen zudem ein Übermaß an Eiweiß. Auch manche scheinbar ideale Nahrungsmittel wie Streuselkuchen haben immer noch ein Übermaß an Fett, und bei den Kohlenhydraten dominiert Einfachzucker, der das Kalzium aus dem Körper raubt und das wichtigste Basenorgan, die Bauchspeicheldrüse, belastet. So gut Kartoffeln auch sein mögen, als Pommes frites versorgen sie uns mit 38 Prozent Fett. Und auch der scheinbar magere Weißwurstimbiss bringt 60 Prozent Fett – wie auch Wiener, Brat- oder Bockwurst. Der Vergleich von zwei Zubereitungsarten von Spaghetti zeigt: Vorsicht mit Öl, wenn Sie auf die Linie achten müssen! Selbst vegetarische Spaghetti haben noch 30 Prozent Fett, obwohl sie insgesamt besser abschneiden als Spaghetti Bolognese.

Der Darm benötigt einige Zeit, um die Mahlzeiten zu verdauen. Deshalb sollten Sie versuchen, möglichst vor 19 Uhr zu Abend zu essen.

Das richtige Mischungsverhältnis

Auf die richtige Mischung, auf die Abstimmung von Kohlenhydraten und pflanzlichem Eiweiß kommt es also an. Im Folgenden stellen wir hier eine ganze Reihe von Gerichten zur Auswahl vor. Kombinieren Sie Ihre Tagespläne nach Lust und Laune. Blinzeln Sie auf die Kalorienangaben, falls Sie es nötig haben. Wählen Sie je nach Vorrat, Arbeitsaufwand und zur Verfügung stehender Zeit. Die Rezepte sind so ausgewogen, dass Sie nichts falsch machen können. Da Essen bekanntlich Geschmackssache ist, soll keiner zu irgendwelchen Speisen gezwungen werden, die er (oder sie) nicht mag. Suchen Sie sich also Gerichte aus, die Ihnen zusagen. Wie gesagt, es kommt dabei nicht so sehr aufs Kalorienzählen an. Sie werden sich vielleicht wundern, weshalb die Fett- und Ölmengen so arg knapp bemessen sind. Immerhin zählt Fett zu den säureneutralen Lebensmitteln, dürfte also gar nicht schaden. Das ist grundsätzlich richtig. Aber Fett bringt natürlich auch die größte Brennstoffdichte und damit die höchste Gefahr, überflüssige Pfunde anzusetzen. Ein Esslöffel Olivenöl (15 bis 20 Gramm) hat allein rund 150 Kalorien. Das ist genauso viel wie eineinhalb Pfund Blumenkohl oder eineinhalb knusprig frische Brötchen.

Tips für den Vorrat und Einkauf

Für frisches Obst, Gemüse oder Kräuter müssen Sie natürlich immer mal aus dem Haus. Nehmen Sie bevorzugt Obst und Gemüse der Saison, sie fahren billiger und genauso gesund dabei wie wenn Sie exotische Dinge wählen – obwohl diese wegen des Abwechslungsreichtums auf Ihrem Speiseplan durchaus nicht fehlen sollten.

Sprossen und Keime sind ausgezeichnete Basenspender und zudem besonders reich an Vitamin- und Mineralstoffen. Ziehen Sie doch einfach Alfalfa- oder Kressesprossen zu Hause. Keimgeräte erhalten Sie im Reformhaus.

Grundnahrungsmittel

- Kartoffeln haben von allen Grundnahrungsmitteln die wenigsten Kalorien und den höchsten Gehalt an Basenstoffen und Vitaminen. In dunklen kühlen Räumen lassen sie sich eine Zeit lagern.
- Nudeln können Sie immer im Vorrat haben. Sie werden durch Lagern nicht schlecht und ermöglichen schnelle und gesunde Mahlzeiten in allen erdenklichen Variationen.
- Haferflocken enthalten reichlich Ballaststoffe und beeinflussen die Cholesterinwerte günstig. Sie lassen sich ebenfalls lagern und eignen sich besonders zur Zubereitung herrlicher Frühstücksvarianten.
- Mehl der Type 1700 (Vollkornmehl) enthält mehr wichtige Vitalstoffe als Mehl, das in geringerem Grad ausgemahlen wurde.
- Stärke oder Saucenbinder macht die Sauce sämig und sollte ebenfalls zu Ihrem Vorrat gehören.
- Sojamehl ist eine Mehlalternative. Es enthält hochwertiges Eiweiß und pflanzliche Hormone.
- Hülsenfrüchte (z.B. Bohnen, Erbsen, Linsen) sind unschätzbar wegen ihres hohen Gehaltes an pflanzlichem Eiweiß und löslichen Ballaststoffen.

Milch und Milchprodukte

- Milch ist ein vollwertiges Lebensmittel. Wenn Sie auf die Kalorien achten, sollten Sie 1,5-prozentige Milch wählen.
- Sie sollten unbedingt darauf achten, dass Sie möglichst fettarme Käsesorten verwenden.

▶ Naturbelassener Joghurt stellt dem Darm wichtige Milchsäurebakterien zur Verfügung. Früchte fügen Sie am besten selbst hinzu. Fruchtjoghurt enthält leider zu viel Zucker.
▶ Reibekäse eignet sich zum Überbacken. Er liefert Geschmack, leider aber auch Fett, deshalb sollte er immer vorsichtig dosiert werden.

Fett und Öl

▶ Distelöl oder Leinöl hat einen hohen Anteil an mehrfach ungesättigten Fettsäuren und eignet sich zur Zubereitung von Salaten.
▶ Olivenöl enthält vor allem einfach ungesättigte Fettsäuren und ist außer zur Zubereitung von Salaten auch zum Braten verwendbar.
▶ Hochwertige Margarine ist mit Vitaminen angereichert und hat kaum einen Anteil an gesundheitsschädlichen Fettsäuren.
▶ Butter enthält viele Vitamine und lebenswichtige Aminosäuren.

Die Rezepte

Die nachstehenden Rezepte sind für eine Person berechnet. Vervielfachen Sie bitte die benötigten Mengen, je nach Anzahl der am Essen teilnehmenden Personen. Bei den Nährstoffangaben handelt es sich um Kohlenhydrate, Fett, Eiweiß und Brennwert in Kalorien.
Die Rezepte sind bewusst nach den Kategorien der dominierenden Kohlenhydrate und nicht nach Eiweiß- und Fettträgern wie Fleisch, Eiern oder Käse geordnet. Denn auf die führende Rolle der Kohlenhydrate kommt es in einer modernen Ernährung an.
Die zuerst aufgeführten Rezeptvarianten zeigen am einfachsten und am deutlichsten, wie sich die Verhältnisse von Eiweiß, Fett und Kohlenhydraten verändern, wenn einzelne Zutaten geändert werden. Es kommt nämlich gar nicht so sehr darauf an, mehr Kohlenhydrate in die Mahlzeit einzubauen, als darauf, die Fettportion zu verringern. Wie die nachstehenden Beispiele zeigen, verändert sich schon dadurch der Kohlenhydratanteil entscheidend. Der Eiweißanteil steigt ebenfalls – so widersinnig das auf den ersten Blick auch erscheinen mag.

Denken Sie daran, absolute Verbote gibt es bei der vorgeschlagenen Entsäuerungskost nicht. Es werden eher Empfehlungen ausgesprochen, bestimmte Lebensmittel zu reduzieren, weil sie Ihrem Wohlbefinden schaden können.

Rezeptvariationen

Hier wird deutlich, wie sehr Kleinigkeiten wie ein Stückchen Butter oder der Fettanteil des Eidotters ins Gewicht fallen. Denn das Fett schlägt kalorisch immer mit dem Neunfachen seines Gewichts zu Buche, während der Eiweiß- und Kohlenhydratanteil jeweils nur mit vier multipliziert werden müssen, um den Brennwert zu errechnen.

Rezeptvariante 1

Butterbrot mit Rettich, Gurke und Ei

Kohlenhydrate: 48 %
Fett: 41 %
Eiweiß: 11 %
Kilokalorien: 640

▶ **Zutaten** 150 g Rettich • 150 g Salatgurke • 2 EL Essig
1/2 EL Öl • Salz • Pfeffer • Brötchen oder 1 Scheibe Graubrot
15 g Butter • 1 gekochtes Ei • etwas Schnittlauch • 1 Banane

▶ **Zubereitung** Rettich und Salatgurke raspeln, mit Essig und Öl sowie Gewürzen mischen. Das Brot mit Butter bestreichen, mit dem in Scheiben geschnittenen Ei belegen und mit Schnittlauch bestreuen. Die Banane bildet den Nachtisch.

Rezeptvariante 2

Butterbrot mit Rettich und Gurke

Kohlenhydrate: 52 %
Fett: 36 %
Eiweiß: 12 %
Kilokalorien: 585

Wenn Sie nur das gekochte Ei weglassen, steigt der Eiweißanteil dieser Mahlzeit, denn die Berechnung erfolgt ja immer im Verhältnis zu den Gesamtkalorien, und die verringern sich natürlich erheblich, wenn die Fettkalorien des Eidotters wegfallen. Der Kohlenhydratanteil steigt gleichzeitig von 48 auf 52 Prozent.

Rezeptvariante 3

Brot mit Rettich und Gurke

Kohlenhydrate: 64 %
Fett: 22 %
Eiweiß: 14 %
Kilokalorien: 470

Wenn Sie außer dem Ei auch noch die Butter weglassen, haben Sie einen Eiweißanteil von 15 Prozent, denn die Fettkalorien verringern sich auf 22 Prozent. Der Anteil der Kohlenhydrate steigt auf 64 Prozent. Zur Eiweißversorgung trägt dieses trockene Brot mit Rettich-Gurken-Salat immerhin noch 25 Prozent des Tagesbedarfs eines 70 Kilogramm schweren Menschen bei. Wenn Sie das Ei hinzugeben, aber die Butter weglassen, decken Sie 40 Prozent des täglichen Eiweißbedarfs.

Rezeptvariante 4

Im folgenden Beispiel wird deutlich, wie sich die Verhältnisse sofort verändern, wenn auch nur ein Bestandteil eines Essens entfällt.

Kichererbsencurry mit Würstchen

Kohlenhydrate: 40 %
Fett: 40 %
Eiweiß: 20 %
Kilokalorien: 730

▶ **Zutaten** 1/2 Zwiebel • 1/2 EL Olivenöl • 1 EL Kokosraspeln 1/8 l kochendes Wasser • 100 g Kichererbsen (ca. 230 g aus der Dose) 1/2 rote Paprikaschote • 1/2 Stange Lauch • 1/4 l Gemüsebrühe 1 Lorbeerblatt • 2 TL Currypulver • 1 Prise Ingwer • 1 Prise Cayennepfeffer • 1 mageres Würstchen • Salz • Pfeffer • 1 Scheibe Weißbrot oder Baguette • 1 Orange

▶ **Zubereitung** Zwiebel fein schneiden, im Öl anbraten, inzwischen Kokosraspeln mit 1/8 Liter kochendem Wasser übergießen, 10 Minuten ziehen lassen und ausdrücken. Die Kokosflüssigkeit kommt zusammen mit den gegarten Kichererbsen, dem klein geschnittenen Gemüse, der Gemüsebrühe, dem Lorbeerblatt und den restlichen Gewürzen zur Zwiebel in die Pfanne. 15 Minuten schwach kochen, dann das in Scheiben geschnittene Würstchen dazugeben und heiß werden lassen. Dazu das Brot servieren. Die Orange bildet den Abschluss.

Kichererbsencurry ohne Würstchen

Kohlenhydrate: 55 %
Fett: 25 %
Eiweiß: 20 %
Kilokalorien: 522

Das Würstchen von nur 70 Gramm Gewicht hatte immerhin 208 Kilokalorien, 10 Gramm Eiweiß und 20 Gramm Fett. Lässt man es weg und bleiben alle übrigen Bestandteile wie angegeben, haben Sie sofort eine nahezu ideale Zusammensetzung des Essens.

Das Kichererbsencurry enthält ca. 60 Prozent Ihres täglichen Eiweißbedarfs, wenn Sie das Würstchen dazugeben. Lassen Sie das Würstchen weg, dann stellt das Essen immer noch 45 Prozent der täglich benötigten Eiweißmenge eines 70 Kilogramm schweren Menschen zur Verfügung.

Kartoffelgerichte

Lauchkartoffeln

Kohlenhydrate: 56 %
Fett: 27 %
Eiweiß: 17 %
Kilokalorien: 406

▶ **Zutaten** 200 g Kartoffeln • 1 Stange Lauch • 1/2 Zwiebel
1 EL Olivenöl • Salz • Pfeffer • Rosmarin • 2 Tassen Bouillon
150 g Erdbeeren

▶ **Zubereitung** Kartoffeln schälen, Lauch putzen, in Scheiben schneiden. Zwiebel würfeln, mit der Hälfte des Öls anbraten, Kartoffeln, Lauch und Gewürze dazugeben. Nach kurzem Andünsten mit Bouillon übergießen und zugedeckt auf kleiner Hitze 25 Minuten fertig ziehen lassen. Die Erdbeeren können Sie zum Nachtisch mit 1 Prise Pfeffer schärfen. Lassen Sie aber jeglichen Zucker weg.

Rösti mit Emmentaler

Kohlenhydrate: 48 %
Fett: 33 %
Eiweiß: 19 %
Kilokalorien: 422

▶ **Zutaten** 200 g Kartoffeln • 1/2 Zwiebel • 50 g Emmentaler, fein geraffelt • Salz • Pfeffer • Majoran • 3 Aprikosen

▶ **Zubereitung** Die gekochten Kartoffeln grob raffeln, mit den Zwiebeln unter mehrmaligem Wenden anbraten, den geraffelten Emmentaler und die Gewürze darunter mischen, ca. 15 Minuten (nicht zu scharf) braten, bis sich eine goldbraune Kruste gebildet hat. Die frischen Aprikosen runden die Mahlzeit ab.

Pichelsteiner mit Kichererbsen

Kohlenhydrate: 72 %
Fett: 8 %
Eiweiß: 20 %
Kilokalorien: 570

▶ **Zutaten** 3 Kartoffeln • 4 Karotten • 1/4 Sellerie • 1 Stange Porree (ersatzweise Tiefkühlsuppengemüse, das Sie um 1 Paprikaschote oder 1 gewürfelte Aubergine ergänzen dürfen)
100 g Kichererbsen (oder eine kleine Dose) • Gemüsebrühwürfel
Cumin • Salz • Pfeffer • 1 Orange

▶ **Zubereitung** Kartoffeln schälen und würfeln, klein geschnittenes Gemüse in die Gemüsebrühe geben und 15 Minuten garen. Eingeweichte, weich gekochte Kichererbsen dazugeben und würzen. Eine köstliche, komplette Mahlzeit, die vor allem durch die Kartoffeln viele Basen und durch das Gemüse auch noch zahlreiche Mineralstoffe und Vitamine enthält. Die Vitalstoffbilanz wird noch durch die Orange zum Nachtisch erhöht.

Huhn mit Fenchel und Kartoffeln

▶ **Zutaten** 1/2 Zwiebel • 1 Knoblauchzehe • 1 Fenchelknolle
1 Prise Safran • 1 TL Thymian • Salz • Pfeffer • 1 EL Tomatenmark
1 EL Wasser • 1 Hähnchenkeule (ca. 120 g) • 200 g Kartoffeln
1 Lorbeerblatt • 1/2 EL Olivenöl • 1/4–1/2 l Hühnerbrühe
1/2 Grapefruit

▶ **Zubereitung** Am besten bereiten Sie dieses Gericht schon am Abend vorher zu. Zwiebeln schälen und vierteln, Knoblauchzehe zerdrücken, Fenchel putzen und in große Stücke schneiden. Safran, Thymian, Salz, Pfeffer und Tomatenmark im mittelgroßen Kochtopf mit 1 Esslöffel Wasser verrühren, mit Hühnerbrühe aufgießen, die Gemüse darunter mischen und die enthäutete Hähnchenkeule dazugeben. Über Nacht im Kühlschrank durchziehen lassen. 1 Stunde vor dem Essen auf den Herd setzen und mit den geschälten und grob gewürfelten Kartoffeln aufkochen, 1 knappe Stunde köcheln lassen. Die Grapefruit gibt es als Nachtisch.

Kohlenhydrate: 45 %
Fett: 27 %
Eiweiß: 28 %
Kilokalorien: 460

Grünes Kalbsschnitzel

▶ **Zutaten** 3 Kartoffeln (200 g) • 200 g Blattspinat • 1/2 Zwiebel
Salz • Pfeffer • Knoblauch • 150 g Champignons • etwas Saucenbinder • 1 kleines Kalbsschnitzel (80 g) • 2 TL Leinöl • 1 Apfel

▶ **Zubereitung** Kartoffeln als Pellkartoffeln kochen, Blattspinat mit etwas Wasser, der gewürfelten Zwiebel, den Gewürzen und den blättrig geschnittenen Champignons garen, mit Saucenbinder die Kochflüssigkeit eindicken.

Das Kalbsschnitzel im Leinöl kurz braten, hinterher mit Pfeffer und Salz beidseitig würzen und in der zugedeckten Pfanne etwas stehen lassen. Dann den Spinat darüber auf einem Teller anrichten. Der in Scheiben geschnittene Apfel rundet diese Mahlzeit ab.

Kohlenhydrate: 50 %
Fett: 25 %
Eiweiß: 25 %
Kilokalorien: 603

Egerlingkartoffeln mit Rührei

▶ **Zutaten** 1/2 Zwiebel • 150 g Egerlinge (das sind die bräunlichen Verwandten der Champignons) oder frische weiße Champignons
2 TL Distelöl • 200 g kleine Pellkartoffeln • 1 Ei • Petersilie • Salz
weißer Pfeffer • 1 Birne

Kohlenhydrate: 51 %
Fett: 34 %
Eiweiß: 15 %
Kilokalorien: 435

▶ **Zubereitung** Gewürfelte Zwiebel und fein blättrig geschnittene Egerlinge im Distelöl anbraten, dann in Scheiben geschnittene Pellkartoffeln mit dem geschlagenen Ei und den Gewürzen darunter mengen, zugedeckt gut stocken lassen. Mit der gebräunten Unterseite nach oben servieren. Die Birne bildet den Abschluss.

Schlanker Kartoffel-Spinat-Auflauf

Kohlenhydrate: 52 %
Fett: 28 %
Eiweiß: 20 %
Kilokalorien: 363

▶ **Zutaten** 200 g Tiefkühlspinat • 200 g Kartoffeln • 1/4 l Gemüsebrühe • 50 g alter Gouda • Muskat • Salz • weißer Pfeffer
1 Prise Knoblauchpulver • 1 großer Pfirsich

▶ **Zubereitung** Spinat bei milder Hitze auftauen; inzwischen die Kartoffeln schälen, in sehr feine Scheiben schneiden, in der Gemüsebrühe 5 Minuten kochen. Den geriebenen Gouda mit Muskat und den Gewürzen unter den Spinat ziehen. Die Hälfte der Kartoffeln in die Auflaufform geben, Spinat darüber verteilen, mit den restlichen Kartoffelscheiben dekorativ abdecken. Den Auflauf im Backofen 1 Stunde bei 170–180 °C überbacken. Der Pfirsich bildet den saftigen Nachtisch.

Kartoffeltopf aus dem Piemont

Kohlenhydrate: 46 %
Fett: 42 %
Eiweiß: 12 %
Kilokalorien: 654

▶ **Zutaten** 200 g gekochte Kartoffeln • 200 g Tomaten
40 g geriebener Hartkäse (z. B. Emmentaler) • 1/8 l Milch (1,5 %)
Salz • Pfeffer • etwas Knoblauch • 2 TL gemahlener Rosmarin
1 EL Olivenöl • 1/4 frische Ananas

▶ **Zubereitung** Die gekochten Kartoffeln in feine, die Tomaten in kräftige Scheiben schneiden. Den geriebenen Käse mit Milch, Salz und Knoblauch verrühren. Lagenweise die Kartoffel- und Tomatenscheiben in eine feuerfeste Auflaufform geben, Lagen mit der Milch-Käse-Mischung sowie mit Salz, Pfeffer und Rosmarin würzen. Die oberste Schicht besteht aus Kartoffeln, die mit dem Olivenöl überträufelt werden. Die frische Ananas ist ein herrlicher Nachtisch.

Raspelkuchen mit Erbsen und Pfifferlingen

Kohlenhydrate: 54 %
Fett: 30 %
Eiweiß: 15 %
Kilokalorien: 548

▶ **Zutaten** 200 g rohe Kartoffeln • etwas Schnittlauch
100 g Pfifferlinge • Salz • Pfeffer • 1 Ei • 150 g Tiefkühlerbsen
1 Stück Honigmelone (150 g)

▶ **Zubereitung** Dieses Rezept ist eine skandinavische Variante von Rösti und Reibekuchen. Rohe Kartoffeln schälen und raspeln. Diese Masse mit dem gehackten Schnittlauch, den klein geschnittenen Pfifferlingen, den aufgetauten Erbsen und den Gewürzen mischen. Eine beschichtete Pfanne gut heiß werden lassen, jede Portion einzeln braten, dabei mit dem Bratspatel möglichst dünn drücken. Wenn eine Seite knusprig ist, wenden und das Spiegelei darüber schlagen. Bei geschlossenem Deckel in 6 bis 7 Minuten fertig garen. Die Honigmelone versüßt den Ausklang dieses köstlichen Gerichts.

Fenchel im Schinkenmantel mit Kartoffeln

▶ **Zutaten** 200 g Kartoffeln • 1 große oder 2 kleine Fenchelknollen 1/8 l Salzwasser • 1 große Scheibe gekochter Schinken (60 g) 1 Päckchen helle Sauce • Muskat • Petersilie • Salz • weißer Pfeffer • 1 fettarmer Fruchtjoghurt

Kohlenhydrate: 65 %
Fett: 25 %
Eiweiß: 21 %
Kilokalorien: 580

▶ **Zubereitung** Kartoffeln in der Schale kochen. Währenddessen den Fenchel putzen (etwas Grün darf dranbleiben), halbieren, im Salzwasser 15 Minuten zugedeckt dünsten. Herausnehmen, die Kochflüssigkeit auf 1/4 Liter ergänzen und daraus mit Saucenpulver eine helle Sauce herstellen. In einer offenen Auflaufform die mit Schinken bedeck-

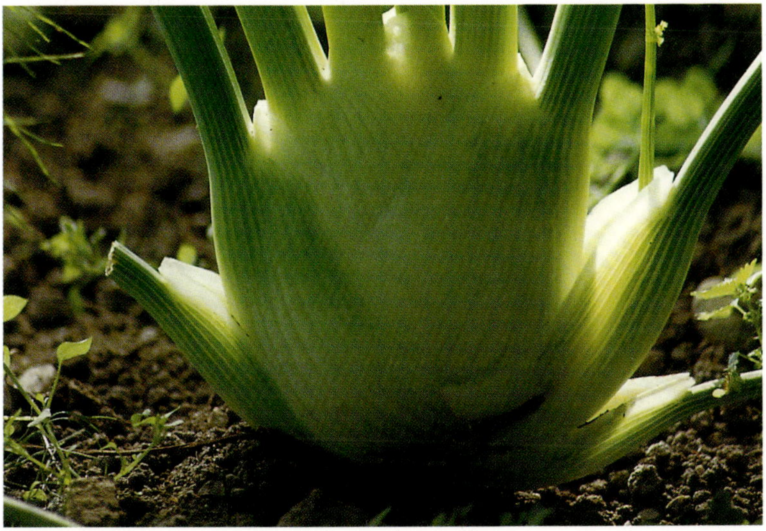

Der Fenchel ist ein altbewährtes Heilmittel. Er wirkt cholesterin- und blutfettspiegelsenkend, kräftigt das Immunsystem, fördert die Verdauung und wirkt beruhigend und entspannend.

ten Fenchelknollen abwechselnd mit den geschälten und halbierten Pellkartoffen schichten, mit der muskatgewürzten Sauce übergießen und 20 Minuten im Backofen überbacken. Der fettarme Fruchtjoghurt als Nachtisch liefert noch Milchsäure für die gute Verdauung und wertvolles Eiweiß.

Spargel mit neuen Kartoffeln und Rührei

Kohlenhydrate: 53 %
Fett: 31 %
Eiweiß: 16 %
Kilokalorien: 640

▶ **Zutaten** 400 g Spargel • 1 TL Honig • 200 g Pellkartoffeln Salz • 1/4 l Kräutersauce • 1/2 Bund Schnittlauch • 1 Ei 1/2 EL Öl • 1 Fruchtjoghurt (150 g)

▶ **Zubereitung** Spargel großzügig schälen und im mit Honig und Salz gewürzten Wasser in 15 bis 20 Minuten gar kochen. Die Kartoffeln gesondert aufsetzen und garen. Sie können ein Päckchen Kräutersauce (mit der Hälfte des Schnittlauchs) zubereiten, das ist jedenfalls besser für die schlanke Linie als zerlassene Butter. Das mit Salz und reichlich Schnittlauch verschlagene Ei in der Pfanne mit dem Öl braten. Der Joghurt als Nachspeise rundet das Essen ab.

Tatarklößchen mit Pilzen und Kartoffelgemüse

Kohlenhydrate: 57 %
Fett: 19 %
Eiweiß: 24 %
Kilokalorien: 626

▶ **Zutaten** 150 g Mischpilze • 1/2 Zwiebel • 100 g Tatar vom Rind 1/2 Ei • Rosmarin • Salz • Pfeffer • 1/4 l weiße Sauce 200 g gekochte Pellkartoffeln • 150 g weiße Weintrauben

▶ **Zubereitung** Pilze klein schneiden, mit der gewürfelten Zwiebel vermischen, mit Tatar, Ei und Gewürzen verkneten. Aus der Masse kleine Klößchen formen, in kochendem Salzwasser 15 Minuten ziehen lassen, herausnehmen und warm stellen. Von dem Sud 1/4 Liter nochmals aufkochen, weiße Sauce zubereiten und mit Rosmarin würzen. Die in Scheiben geschnittenen Kartoffeln dazugeben und heiß werden lassen. Die Klößchen vorsichtig unterziehen. Die Weintrauben können Sie anschließend zum Dessert genießen.

Schmorkartoffelomelett mit Sesam

Kohlenhydrate: 38 %
Fett: 50 %
Eiweiß: 12 %
Kilokalorien: 745

▶ **Zutaten** 200 g Kartoffeln • 1 EL Öl • 150 g Schältomaten aus der Dose • 30 g Sesam • 1 Ei • 1/8 l Milch • Salz • Pfeffer frischer Schnittlauch • 1/2 EL Mehl • 3 Aprikosen

▶ **Zubereitung** Bei diesem Gericht ist das Verhältnis von Fett zu Kohlenhydraten verdreht. Das liegt am Sesam, der so viel Fettkalorien bringt wie ein ganzer Esslöffel Öl. Aber Sesam enthält auch die lebenswichtige Linol- und Linolensäure. Wenn Sie neue, schöne Kartoffeln haben, werden diese nur gut gewaschen und gebürstet und der Länge nach in Viertel- oder Achtelschnitze zerteilt. Die Kartoffeln im Öl rundum anbraten, würzen, die Tomaten und notfalls auch ein paar Esslöffel Wasser zugeben und zugedeckt 20 Minuten schmoren lassen, dabei immer wieder wenden. Parallel in einer beschichteten Pfanne den Sesam kurz rösten, das Ei mit der Milch, mit Salz, Pfeffer und Mehl verquirlen, zusammen mit dem Sesam über die Kartoffeln geben und stocken lassen. Der gehackte Schnittlauch wird vor dem Servieren darüber gestreut. Die Aprikosen gibt es hinterher.

Nudelgerichte

Schnelle Spaghetti mit Auberginen

▶ **Zutaten** 2 Auberginen • 2 Knoblauchzehen • 1 EL Olivenöl
Salz • Pfeffer • Cumin • 100 g Spaghetti (Rohware) • Reibekäse
150 g Kirschen

Kohlenhydrate: 55 %
Fett: 28 %
Eiweiß: 17 %
Kilokalorien: 707

▶ **Zubereitung** Spaghettiwasser aufsetzen. Zwei mittelgroße Auberginen würfeln, in Wasser legen, nach 10 Minuten herausnehmen und mit Küchenpapier trockentupfen. 1 bis 2 Knoblauchzehen in 1 Esslöffel Olivenöl braten, bis sie bräunen. Herausnehmen und die Auberginenwürfel hineingeben, unter Rühren braun werden lassen. Würzen mit Salz und Pfeffer und, wer mag, mit 1 Prise Cumin (Kreuzkümmel). Auf heißer Herdplatte ziehen lassen, bis die Spaghetti ›al dente‹ gekocht sind. Auberginen darüber geben, mit Reibekäse überstreuen. Danach gibt's die frischen Kirschen (ohne Zucker).

Schnelle Gemüsenudeln

▶ **Zutaten** 1/2 l Gemüsebrühe • 1/2 Paket Tiefkühlsuppengemüse (225 g) • 100 g Spaghettibruch oder Gabelspaghetti
frische Petersilie • 120 g Tiefkühlheidelbeeren

Kohlenhydrate: 67 %
Fett: 16 %
Eiweiß: 17 %
Kilokalorien: 527

▶ **Zubereitung** Dieses Rezept für Eilige ist besonders vitaminreich und sättigend bei geringer Kalorienzahl. Gemüsebrühe (vom Würfel) aufkochen lassen, Suppengemüse zugeben, nach 2 Minuten die Gabelspaghetti hinzufügen und weitere 8 Minuten leise köcheln lassen. Mit frischer Petersilie garnieren. Heiß servieren. Lassen Sie sich hinterher die inzwischen aufgetauten Heidelbeeren munden.

Scharfe Nudeln mit roten Bohnen

Kohlenhydrate: 58 %
Fett: 27 %
Eiweiß: 15 %
Kilokalorien: 1076

▶ **Zutaten** 60 g rote Bohnenkerne (oder 200 g aus der Dose)
1 grüne Paprika • 1/4 Zwiebel • 1/4 EL Olivenöl • 50 g Gemüsemais aus der Dose • 1 TL Cumin • Salz • Pfeffer • Knoblauch nach Geschmack • 100 g Gabelspaghetti • 2 getrocknete Cayenneschoten • 50 g Kabanossi • 100 g Himbeeren

▶ **Zubereitung** Dieses Gericht ist pikant und durchaus nicht kalorienarm. Aber es hat die ideale Ausgewogenheit von Kohlenhydraten, Fett und Eiweiß, bringt jede Menge Basenstoffe und lösliche Ballaststoffe. Eingeweichte Bohnen aufsetzen und 1 1/2 Stunden weich kochen. Gewürfelte Paprika und Zwiebel im Öl kurz und scharf anbraten, Bohnen, Mais, Cayenneschoten und Kabanossi dazugeben und würzen. Die Nudeln werden gesondert gekocht und untergemischt. Mit den Himbeeren als Nachtisch eine sättigende Mahlzeit.

Fixe Schinkennudeln mit Schwarzwurzeln

Kohlenhydrate: 62 %
Fett: 19 %
Eiweiß: 19 %
Kilokalorien: 820

▶ **Zutaten** 250 g Schwarzwurzeln (am einfachsten aus der Dose)
100 g Nudeln (Zöpfli, Spiralen oder Penne) • 1/4 l helle Sauce
80 g magerer Kochschinken • Schnittlauch • Petersilie • Salz
Pfeffer • Muskat • 1 Banane

▶ **Zubereitung** Die Schwarzwurzeln werden in wenig Salzwasser gegart. Aus der ergänzten Garflüssigkeit die helle Sauce bereiten, und den streifig geschnittenen Schinken, die Gewürze, die Schwarzwurzeln und die fein gehackten Kräuter unterziehen. Die Nudeln werden gesondert gekocht und dazugereicht. Mit der Banane versüßen wir die Mahlzeit. Durch ihren hohen Gehalt an basischen Mineralstoffen ist sie die ideale Entsäuerungsfrucht. Darüber hinaus beugt sie durch ihren starken Magnesiumgehalt Muskelkrämpfen vor.

Bavette mit Rucola, Mascarpone und Parmaschinken

Kohlenhydrate: 48 %
Fett: 35 %
Eiweiß: 17 %
Kilokalorien: 1000

▶ **Zutaten** 120 g Bavette (oder Spaghetti oder Buccatini)
2 Bund Rucola (60 bis 80 g) • 1/2 Zwiebel • 1 EL Olivenöl
150 g Schältomaten aus der Dose • 40 g Parmaschinken
50 g Mascarpone • Salz • Pfeffer • 150 g Honigmelone

▶ **Zubereitung** Wasser für die Bavette aufsetzen. Inzwischen den Rucola putzen und zupfen. Die gewürfelte Zwiebel im Öl andünsten, Tomaten dazugeben und zerdrücken, Schinken in schmale Streifchen schneiden, dazugeben.

Den Mascarpone darin schmelzen und gut verrühren, Flüssigkeit einkochen lassen, bis die Sauce sämig ist. Ganz zuletzt, wenn die Nudeln auch gar sind, Rucola zugeben, durchrühren, abschmecken, unter die Nudeln heben und sofort servieren. Rucola enthält viele Vitamine der B-Gruppe, die die Nerven stärken. Zum Nachtisch genießen Sie die Melone, der man allgemein eine vitalisierende und verjüngende Wirkung nachsagt.

Spaghetti mit Speckspinat

Kohlenhydrate: 58 %
Fett: 21 %
Eiweiß: 21 %
Kilokalorien: 660

▶ **Zutaten** 50 g magerer Schinkenspeck • 200 g Tiefkühlspinat
Salz • Pfeffer • Muskat • Knoblauch • 100 g Spaghetti
30 g Saucenbinder • 1 Orange

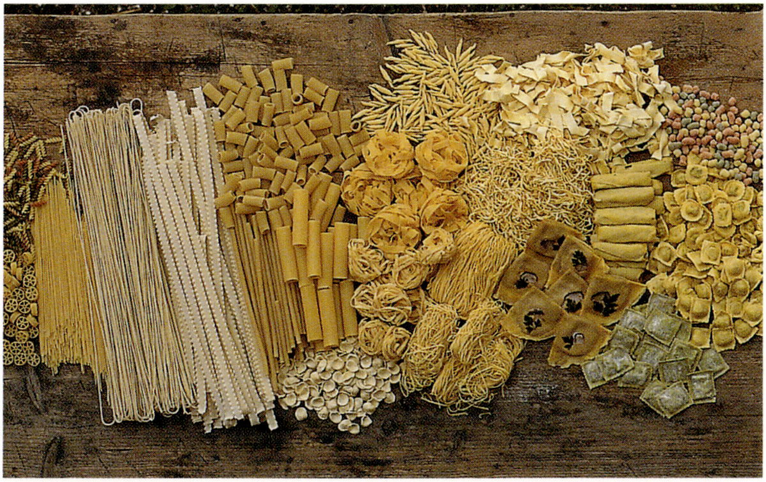

Nudeln sind im deutschen Handel in allen Formen, Farben und Geschmacksrichtungen erhältlich. Durch ihre schnelle Zubereitbarkeit und ihre Verwendungsvielfalt haben Nudelgerichte in den Küchen vieler Völker einen festen Platz.

▶ **Zubereitung** Speck klein würfeln, in der Pfanne auslassen, Spinat mit 1/8 Liter Wasser zugeben, auftauen lassen und mit den Gewürzen 10 Minuten kochen. Inzwischen Spaghetti ›al dente‹ kochen und mit der fertigen Spinatsauce servieren. Die Orange zum Nachtisch.

Hülsenfrüchte

Pommersche Bohnensuppe

Kohlenhydrate: 57 %
Fett: 23 %
Eiweiß: 20 %
Kilokalorien: 681

▶ **Zutaten** 1 Hühnerkeule • 100 g weiße Bohnen • Hühnerbrühe 3 Karotten • 100 g Sellerie • 1 Stange Lauch • 150 g Kartoffeln Salz • Pfeffer • Majoran • 150 g Johannisbeeren

▶ **Zubereitung** Hühnerkeule am Vorabend weich kochen und die Bohnen einweichen. Am nächsten Tag die Bohnen in der Hühnerbrühe zusammen mit dem klein geschnittenen Gemüse, den Gewürzen und den gewürfelten Kartoffeln weich kochen. Das ausgelöste Hühnerfleisch ganz zum Schluss hinzugeben und heiß werden lassen. Das Obst bildet den Abschluss.

Linsen Bombay

Kohlenhydrate: 68 %
Fett: 16 %
Eiweiß: 16 %
Kilokalorien: 661

▶ **Zutaten** 50 g Weizenschrot • 60 g rote Linsen • 3 Trockenaprikosen • 1 Zwiebel • 2 Karotten • 50 g Kopfsalat • 1 EL Essig 2 TL Leinöl • Curry • Knoblauch • Salz • Pfeffer • 150 g Trauben

▶ **Zubereitung** Den Weizenschrot am Abend vorher kurz aufkochen lassen. Danach Linsen und klein geschnittene Trockenaprikosen zugeben. Über Nacht stehen lassen. Mit dem Einweichwasser aufkochen, klein geschnittenes Gemüse und Gewürze zufügen, 20 bis 30 Minuten garen. Den Kopfsalat mit Essig und Leinöl anmachen, würzen. Die Trauben sind der Nachtisch.

Erbsentopf mit Cocktailwürstchen

Kohlenhydrate: 54 %
Fett: 25 %
Eiweiß: 21 %
Kilokalorien: 650

▶ **Zutaten** 60 g gelbe Erbsen (oder 200 g aus der Dose) 1/4 Zwiebel • 1 große Kartoffel • 1 Lauchstange • 1 Karotte 1 Stange Staudensellerie • 5 Cocktailwürstchen (50 g) • etwas Schnittlauch • Salz • weißer Pfeffer • 1 fettarmer Fruchtjoghurt

▶ **Zubereitung** Die Erbsen aus der Dose brauchen Sie nur zu erwärmen. Verwenden Sie getrocknete Erbsen, müssen diese über Nacht eingeweicht und dann ca. 2 Stunden gekocht werden. Die geputzten, zerkleinerten Gemüse zugeben und 1/2 Stunde garen lassen. Die Würstchen ein paar Minuten im Eintopf erhitzen. Zum Servieren mit Schnittlauch überstreuen. Zum Nachtisch gibt es Fruchtjoghurt.

Linsen mit Lamm in Rotwein

▶ **Zutaten** 80 g mageres Lammfleisch • 1/4 Zwiebel
Suppengemüse • 1/4 l Fleisch- oder Gemüsebrühe • 70 g Linsen
Basilikum • Salz • Pfeffer • 1 Hauch Zimt • 1/4 l Rotwein
40 g Reisnudeln • 1/4 Grapefruit

Kohlenhydrate: 52 %
Fett: 25 %
Eiweiß: 23 %
Kilokalorien: 629

▶ **Zubereitung** Dass dieses Gericht so viele Kalorien hat, liegt nicht am Rotwein, denn nur 5 der rund 180 Kilokalorien des Weins bleiben im Essen. Würfeln Sie das Lammfleisch, braten Sie es kurz in der fettfreien Pfanne mit der gewürfelten Zwiebel und dem Suppengemüse an, füllen Sie mit der Brühe auf und geben die über Nacht eingeweichten Linsen hinzu. Mit Gewürzen abschmecken und 1 1/2 Stunden köcheln lassen. Dann geben Sie Rotwein und die Reisnudeln dazu. Wenn die Nudeln gar sind, können Sie auftragen. Die Grapefruit liefert abschließend erfrischende Vitamine.

Lauch mit Lende und Linsen

▶ **Zutaten** 70 g Linsen • 60 g Reis • 100 g Schweinelende
1 EL Olivenöl • 250 g Lauch • 1 EL Sojasauce • 1 EL Curry • Salz
1 Prise Ingwer • 1 TL Zucker • Saucenbinder • 1/4 frische Ananas

Kohlenhydrate: 57 %
Fett: 24 %
Eiweiß: 19 %
Kilokalorien: 880

▶ **Zubereitung** Über Nacht eingeweichte Linsen gar kochen, Reis getrennt mit doppelter Menge Wasser aufsetzen, in 30 Minuten gar werden lassen. Die gewürfelte Schweinelende kurz in Olivenöl anbraten und dann aus der Pfanne nehmen. Nun kommt der geputzte und in Ringe geschnittene Lauch dazu, Sojasauce, Gewürze und Zucker mit 1/8 Liter Wasser verrühren, nach 5 Minuten zum Lauch geben und zugedeckt weitere 10 Minuten köcheln lassen. Zum Schluss die Linsen und die Lendenwürfel darunter rühren. Den Reis separat servieren, die Ananas als Nachtisch.

Chili con carne vom Kalb

Kohlenhydrate: 48 %
Fett: 29 %
Eiweiß: 23 %
Kilokalorien: 805

▶ **Zutaten** 100 g Kalbsbrust • 1 EL Olivenöl • 1/2 Zwiebel 150 g Schältomaten aus der Dose • Salz • Pfeffer • Chiligewürzmischung (oder gemahlene Chilis, Cumin, Gelbwurz, Paprika und etwas Ingwer) • 1/2 l Fleischbrühe • 60 g rote Bohnen aus der Dose 1–2 EL Mehl • 1 Apfel

▶ **Zubereitung** Geputzte und ganz klein gewürfelte Kalbsbrust im heißen Öl rundum anbraten, Zwiebelwürfel dazugeben. Mit den Schältomaten, Gewürzen und der Fleischbrühe auffüllen, die über Nacht eingeweichten Bohnen dazugeben und 1 1/2 Stunden lang köcheln lassen. Dosenbohnen dürfen Sie erst jetzt dazutun. Wenn das Gericht zu flüssig ist, Mehl in etwas Wasser anrühren, unter das Chili ziehen und 5 Minuten kochen lassen. Den Apfel zum Nachtisch.

Schlanke rumänische Kartoffelbohnen

Kohlenhydrate: 62 %
Fett: 10 %
Eiweiß: 28 %
Kilokalorien: 440

▶ **Zutaten** 40 g weiße Bohnen • 40 g braune Bohnen 30 g magerer Schinkenspeck • 1/2 Zwiebel • 1 Knoblauchzehe 2 Kartoffeln (120 g) • 1/2 TL Bohnenkraut • Salz • Pfeffer etwas Thymian • Gemüsebrühwürfel • 100 g tiefgekühlte grüne Bohnen • 1/2 Grapefruit

▶ **Zubereitung** Die weißen und braunen Bohnen waschen und über Nacht einweichen. Speck würfeln und im Topf auslassen, gewürfelte Zwiebel und Knoblauch dazu und kurz rösten. Kartoffeln waschen, schälen, würfeln. Bohnen mit dem Einweichwasser (enthält Basenmineralien) in den Topf geben, mit den Gewürzen und dem Brühwürfel 1 1/2 Stunden kochen, zwischendurch umrühren. Die grünen Bohnen kommen 20 Minuten vor Ende der Kochzeit dazu. Als Nachtisch wird die Grapefruit serviert.

Bayerische Bohnenknödel

Kohlenhydrate: 67 %
Fett: 11 %
Eiweiß: 22 %
Kilokalorien: 853

▶ **Zutaten** 100 g weiße Bohnen (oder 200 bis 300 g aus der Dose) 1/8 l Milch • 2 altbackene Brötchen • 1/2 Ei • 1/2 Zwiebel 1/2 Bund Petersilie • eventuell Semmelbrösel • Salz • Pfeffer 2 EL Tomatenmark (oder 1 kleines Döschen) • Thymian eventuell Saucenbinder • 1 Fruchtjoghurt

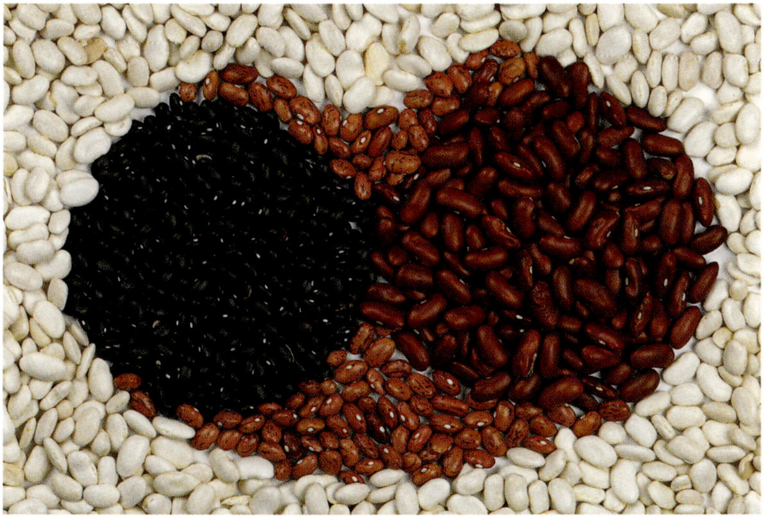

Bohnen wirken vitalisierend, zellverjüngend und entwässernd, kräftigen Herz und Kreislauf, helfen bei Verdauungsproblemen und lindern Leber-, Nieren- und Blasenleiden.

▶ **Zubereitung** Eingeweichte Bohnen brauchen 1 1/2 Stunden Kochzeit, Dosenbohnen nur erwärmen. Milch mit 1/8 Liter Wasser mischen, aufkochen, über klein geschnittene Brötchen gießen. Durchmengen und einweichen lassen. Dann das Ei, die gewürfelte Zwiebel, Petersilie und die knappe Hälfte der weichen Bohnen dazumischen. Wenn die Masse zu weich ist, mit Semmelbrösel binden. Knödel formen, in kochendes Wasser legen und 20 Minuten ziehen lassen. Aus Tomatenmark, 1/4 Liter Wasser, Thymian und dem Rest der Bohnen die Sauce bereiten, mit Salz und Pfeffer abschmecken. Knödel in der Sauce servieren. Der Fruchtjoghurt rundet das vollwertige Essen ab.

Express-Baked-Beans mit Nudeln

▶ **Zutaten** 1/2 Zwiebel • 30 g magerer Schinkenspeck
1 Knoblauchzehe • 200 g rote oder weiße Bohnen aus der Dose
2 EL Tomatenmark • 1 EL Mehl • 100 g Nudeln (Spiralen oder kurze Makkaroni) • Salz • Pfeffer • Thymian • 1 fettarmer Fruchtjoghurt

Kohlenhydrate: 60 %
Fett: 16 %
Eiweiß: 24 %
Kilokalorien: 700

▶ **Zubereitung** Zwiebeln würfeln, Speck im Topf auslassen, darin Zwiebeln und gehackten Knoblauch anbraten, Bohnen abgießen, in den Topf geben und unter Rühren gut anbraten. Das Bohnenwasser mit Wasser auf 1/4 Liter ergänzen, darin Tomatenmark und Mehl verquirlen, zu den heißen Bohnen geben, würzen und fünf Minuten köcheln lassen. Die Nudeln werden gesondert gekocht und dazugereicht. Sie können aber auch unter die Bohnen gemischt werden. Der Joghurt bildet den Nachtisch.

Reisgerichte

Shiitakepilze mit Paprikareis

Kohlenhydrate: 79 %
Fett: 10 %
Eiweiß: 11 %
Kilokalorien: 400

▶ **Zutaten** 60 g Reis • Gemüsebrühe • 2 TL Paprikapulver, edelsüß • Salz • Pfeffer • 1 Dose Shiitakepilze (ca. 200 g) 1 roter Gemüsepaprika • 1 Orange

▶ **Zubereitung** Kochen Sie den Reis in einer Mischung aus Pilzwasser (Dose) und Gemüsebrühe 30 Minuten gar, mischen Sie die Gewürze und die abgetropften Shiitakepilze darunter, lassen Sie alles auf der abgeschalteten Herdplatte heiß werden, garnieren Sie mit dem in Streifen geschnittenen Gemüsepaprika. Shiitakepilze sind eine fernöstliche Zuchtpilzspezialität. Sie haben erstaunliche Gesundheitswirkungen, etwa in der Vorbeugung von Arteriosklerose, Bluthochdruck, Diabetes und Krebs. Schmackhaft sind sie außerdem. Bei Dosenpilzen sollten Sie deshalb das Wasser mit seinen wertvollen Inhaltsstoffen zum Reiskochen mitverwenden. Als Dessert gibt es 1 Orange.

Champignon-Reis-Auflauf mit Putenwürfeln

Kohlenhydrate: 58 %
Fett: 22 %
Eiweiß: 20 %
Kilokalorien: 548

▶ **Zutaten** 70 g Putenschnitzel • 1/4 l helle Sauce • Zitronensaft 60 g Reis (= 200 g gekocht) • 200 g Champignons • 3 Tomaten Essig • 1 EL Distelöl • Salz • Pfeffer • 1 Apfel

▶ **Zubereitung** Putenschnitzel würfeln und in 1/4 Liter gesalzenem Wasser 10 Minuten garen. Herausnehmen, Wasser mit dem Saucenpulver verrühren, mit Zitrone abschmecken. Den Reis kochen und die Hälfte vom Reis, das Putenfleisch und die blättrig geschnittenen Champignons in eine Auflaufform schichten, helle Sauce darüber geben. Bei 200 °C etwa 30 Minuten im Backofen backen. Aus Tomaten, Essig, Öl, Salz und Pfeffer den Salat bereiten. Den Apfel verspeisen Sie als Nachtisch.

Hühnerreis mit gerösteten Kichererbsen

Kohlenhydrate: 59 %
Fett: 22 %
Eiweiß: 19 %
Kilokalorien: 996

▶ **Zutaten** 60 g Reis (= 200 g gekocht) • 1/8 l Gemüsebrühe
1/4 Zwiebel • 80 g gewürfelte Hühnerbrust • 1 EL Olivenöl
2 TL Currypulver • Salz • 1 Prise Chilipulver • 1 Knoblauchzehe
100 g Kichererbsen (aus der Dose) • 20 g Sesamkörner • 1 Banane

▶ **Zubereitung** Reis mit der Gemüsebrühe aufsetzen, gewürfelte Zwiebel mit den Hühnerbrustwürfeln im Öl anbraten, herausnehmen und mit den Gewürzen (außer Knoblauch) unter den fertigen Reis mischen. Knoblauch in Scheibchen schneiden oder pressen, mit den weichen Kichererbsen und den Sesamkörnern zu dem übrigen, noch heißen Öl in die Pfanne geben und unter Rühren anbraten. Die Erbsenmischung dekorativ über den Reis geben und heiß servieren. Zum Abschluss schmeckt die Banane.

Maistopf Mexiko mit Reis und Huhn

Kohlenhydrate: 72 %
Fett: 9 %
Eiweiß: 19 %
Kilokalorien: 776

▶ **Zutaten** 60 g Reis • 1 Hähnchenkeule (100 g) • 2 Tomaten
1/4 Zwiebel • 1 rote Paprikaschote • 1 kräftige Prise Chilipulver
oder Cayenneschote • 1 Knoblauchzehe • Salz • Pfeffer
Saucenbinder • 200 g Gemüsemais (Dose) • 1 Kaktusfeige

▶ **Zubereitung** Dieses Gericht ist zwar relativ kalorienhaltig, dabei aber ganz besonders fettarm. Der Reis wird gesondert mit Salzwasser aufgesetzt. Die enthäutete Hähnchenkeule kochen Sie 30 Minuten in wenig Salzwasser. Inzwischen werden die Tomaten geviertelt, die Zwiebeln gehackt, die Paprikaschote geputzt und in kurze Streifen geschnitten und der Gemüsemais abgetropft. Mit den Gewürzen zur Hähnchenkeule geben und zugedeckt noch 20 Minuten ziehen lassen, mit Saucenbinder etwas andicken und mit dem inzwischen körnigen Reis servieren. Heute essen Sie 1 Kaktusfeige als Nachtisch, damit es durchgehend mexikanisch zugeht. Wer mag, kann aber auch 1 Apfel essen.

Ratatouille mit Reis und Pilzen

Kohlenhydrate: 80 %
Fett: 8 %
Eiweiß: 12 %
Kilokalorien: 580

▶ **Zutaten** 60 g Reis • 1 TL Curcuma • je 125 g Paprika, Auberginen, Zucchini und Tomaten • 150 g Pilze • 2 EL Tomatenmark
Salz • Pfeffer • Kräuter der Provence • 150 g Melone

▶ **Zubereitung** Dem Reis kann während des Garens 1 Teelöffel Gelbwurz zugegeben werden. Das gibt ihm eine appetitliche Farbe. Aus Paprika kleine Rechtecke, aus Auberginen Viertelräder, aus Zucchini Halbräder schneiden, die Tomaten aus der Dose nehmen oder in Scheiben schneiden. Als Pilze eignen sich hervorragend Shiitakepilze, Steinpilze oder Mischpilze. Die Gemüse mit 2 Esslöffel Wasser im Topf fettfrei andünsten, rohe Pilze dazugeben (Dosenpilze erst, wenn das Gemüse nach 15 Minuten bissfest ist). Am Schluss mit dem Tomatenmark das Gemüse etwas binden, mit dem leuchtend gelben Reis dekorativ servieren. Melone gibt's als Nachtisch.

Russische Graupensuppe mit Bohnen und Wurst

Kohlenhydrate: 56 %
Fett: 23 %
Eiweiß: 21 %
Kilokalorien: 884

▶ **Zutaten** 50 g Gerstengraupen • 1/2 l Gemüsebrühe • 50 g Kabanossi • 100 g weiße Bohnen • Thymian • 1/2 Zwiebel • 1/2 Bund Petersilie • 2 EL Mehl • Salz • Pfeffer • 1 Diätfruchtjoghurt

▶ **Zubereitung** Die Graupen in der Gemüsebrühe ca. 40 Minuten garen. Dann die in feine Scheiben geschnittene Kabanossi, Bohnen, 1 Prise Thymian, gewürfelte Zwiebeln, gehackte Petersilie und das in etwas kaltem Wasser angerührte Mehl dazurühren. Aufkochen und noch 5 Minuten köcheln lassen, eventuell mit Salz und Pfeffer abschmecken, heiß servieren. Ein Joghurt als Nachtisch rundet die Mahlzeit hervorragend ab.

Süßspeisen

Apfel-Eierkuchen

Kohlenhydrate: 33 %
Fett: 54 %
Eiweiß: 13 %
Kilokalorien: 320

▶ **Zutaten** 1 Ei • 1/10 l Milch (1,5 %) • 1/10 l Wasser • Salz 1 EL Weizenvollkornmehl • 1 Apfel • 1 TL Leinöl • flüssiger Süßstoff • einige Spritzer Zitronensaft • 1 Prise Zimt

▶ **Zubereitung** Das Ei mit Milch, Wasser und Salz verquirlen, anschließend wird das Mehl hineingerührt. Den Apfel waschen, abtrocknen, halbieren und in feine Schnitze schneiden. Eine beschichtete Pfanne wird mit dem Öl eingerieben. Dann wird der Teig hineingegeben und gut verteilt. Die Apfelscheiben werden darauf geschichtet und leicht angedrückt. Über das Ganze kommen einige Spritzer Süßstoff, Zitronensaft und 1 Prise Zimt. Der Eierkuchen wird im Backofen bei 200 °C ca. 20 Minuten gebacken.

Exotische Grießnocken

▶ **Zutaten** 100 g gelber Maisgrieß • ca. 1/4 l Wasser • Salz
1 EL Diätmargarine • 1 Sternfrucht (Karambole) • 3 Litschis
1 Kiwi • 1 Mandarine • einige Spritzer Süßstoff

▶ **Zubereitung** Den Maisgrieß mit 1 Prise Salz in kochendes Wasser rühren, zu einem dicken Brei kochen (ca. 10 Minuten) und von der Herdplatte nehmen. Margarine in einem Pfännchen schmelzen. Von der etwas abgekühlten Grießmasse mit dem in die geschmolzene Margarine getauchten Esslöffel Nocken abstechen und diese auf einer Platte dekorieren. Die Früchte klein schneiden und mit etwas Flüssigsüßstoff zu einem Fruchtsalat mischen. Zu den Grießnocken reichen.

Kohlenhydrate: 75 %
Fett: 16 %
Eiweiß: 9 %
Kilokalorien: 520

Himbeercrêpes

▶ **Zutaten** 1 Ei • 1 EL Weizenvollkornmehl • 1/10 l Milch (1,5 %)
1/10 l Wasser • Salz • 1 TL Leinöl • 3 EL Himbeeren • einige Spritzer Süßstoff • 1 TL Puderzucker

▶ **Zubereitung** Das Ei mit Mehl, Milch, Wasser und Salz verquirlen; Leinöl in der Pfanne erhitzen und 1 oder 2 hauchdünne Crêpes backen. Die Himbeeren mit dem Süßstoff mischen und auf der einen Hälfte der Crêpes verteilen, die andere Hälfte dekorativ darüber klappen. Mit dem Puderzucker bestreuen.

Kohlenhydrate: 33 %
Fett: 52 %
Eiweiß: 15 %
Kilokalorien: 320

Abendessen

Alles-drin-Salat

▶ **Zutaten** 50 g Putenwurst • 2 EL Kidneybohnen
2 EL Kichererbsen aus der Dose • je 50 g Blattsalat, Karotten, Fenchel, Weißkraut, grüne, gelbe oder roter Paprika • 2 Tomaten
50 g mundgerechte Nudeln • 2 EL Essig • 1 EL Öl • Salz
Pfeffer • verschiedene Gartenkräuter

Kohlenhydrate: 37 %
Fett: 46 %
Eiweiß: 17 %
Kilokalorien: 650

▶ **Zubereitung** Putzen Sie die Salatgemüse, und schneiden Sie sie in appetitliche Streifen bzw. Scheiben; die Nudeln kochen und anschließend kalt abbrausen. Bereiten Sie aus Essig, Öl, Salz und den gehackten Kräutern die Salatsauce, und mischen Sie alle Zutaten gut durch. Der Salat sollte mindestens 10 Minuten lang durchziehen, bevor Sie ihn servieren.

Fitnessschüssel

Kohlenhydrate: 50 %
Fett: 37 %
Eiweiß: 13 %
Kilokalorien: 600

▶ **Zutaten** 1 Schalotte • 1 Zucchini • 1 große Fleischtomate
1 rote Paprikaschote • ein paar Blätter Kopfsalat • 1 EL Öl
2 EL Essig • Salz • Pfeffer • Schnittlauch • 100 g Tofuwürfel
2 Brötchen (oder 120 g Baguette) • 1/4 Salatgurke • 1 fettarmer Fruchtjoghurt

▶ **Zubereitung** Schalotte mit dem Grün in kleine Ringe schneiden, Zucchini rädeln, Tomate in kleine Scheiben und die Paprika in Streifen schneiden, den Kopfsalat zupfen, die Salatgurke vierteln und in Scheiben schneiden. In das Essig-Öl-Dressing geben Sie die Salatzutaten, mischen die Tofuwürfel gut unter und servieren mit den Brötchen (oder dem Baguette). Zum Dessert gibt's den Joghurt.

Köstliche Keimkasserolle

Kohlenhydrate: 50 %
Fett: 35 %
Eiweiß: 15 %
Kilokalorien: 610

▶ **Zutaten** 100 g Soja-, Bohnen-, Erbsen- oder Getreidekeime
50 g Feldsalat • 1 Tomate • 1 gelber Paprika • 2 EL Zitronensaft
1 EL Leinöl • 2 EL grob gehackte Walnüsse
1 Scheibe Vollkornbrot • 200 g Erdbeeren

▶ **Zubereitung** Keime waschen und abtropfen lassen. Salat putzen, Tomate und Paprika schneiden, mit dem aus Zitronensaft und Leinöl verrührten Dressing mischen, Walnüsse darüber streuen, dazu wird das Vollkornbrot gereicht. Die Erdbeeren zum Nachtisch.

Chinakohlsalat mit Glasnudeln und Erdnüssen

Kohlenhydrate: 50 %
Fett: 35 %
Eiweiß: 15 %
Kilokalorien: 820

▶ **Zutaten** 150 g Chinakohl • 50 g Soja- oder Bohnensprossen
1 Mandarine • 1/2 Grapefruit • 25 g Glasnudeln • 1 Prise Zucker
2 EL Essig • 1 EL Öl • 1 EL Sojasauce • 100 g gewürfelter Tofu
1 EL Erdnüsse

▶ **Zubereitung** Falls Sie keine Sojasauce zur Hand haben, nehmen Sie italienischen Balsamicoessig – ein recht guter Ersatz. Den Chinakohl in feine Streifen schneiden. Sprossen waschen, abtropfen lassen, Mandarine filetieren, Grapefruit schälen, Schnitze entkernen und klein schneiden, die Glasnudeln in kochendem Wasser 5 Minuten gar ziehen lassen. Aus Zucker, Essig, Öl und Sojasauce eine Marinade bereiten, mit den Salatzutaten, dem gewürfelten Tofu (aus Sojabohnen gewonnenes, quarkähnliches Produkt mit zahlreichen Vitalstoffen) sowie den (kurz geschnittenen) Glasnudeln vermischen und mit Erdnüssen bestreuen. Auf einen Nachtisch kann bei diesem Gericht ganz verzichtet werden.

Spinatsalat mit Feta

▶ **Zutaten** 100 g frischer Blattspinat • 1/2 Grapefruit
1/2 rote Zwiebel • 50 g magerer Schafskäse (Feta) • 1 EL Distelöl
2 EL Essig • Salz • Pfeffer • gehackte Kräuter • 1 TL Sesamkörner
120 g Baguette

Kohlenhydrate: 49 %
Fett: 34 %
Eiweiß: 17 %
Kilokalorien: 800

▶ **Zubereitung** Roher Spinat hat eine herb-pikante Geschmacksnote. Versuchen Sie ihn doch mal als Salat zum Abendessen: Blätter gut verlesen, von schmutzigen Stielenden befreien, gründlich waschen. Dekorieren Sie die Blätter zu einem Spinatnest auf dem Teller, und ordnen Sie die Grapefruitstückchen, Zwiebelringe und Fetawürfel dekorativ darauf an. Anschließend werden Kräuter, Essig und Öl zur Salatsauce gemischt und diese darüber geträufelt. Wenn Sie mögen, geben Sie 1 Teelöffel Sesamkörner obendrauf.

Bunter Nudelsalat mit Paprika

▶ **Zutaten** 100 g gekochte Spaghetti • 50 g Geflügelmortadella
1 Essiggurke • 1 rote Paprikaschote • Essig • Öl • Salz • Pfeffer
frischer Schnittlauch • 1 Apfel

Kohlenhydrate: 51 %
Fett: 36 %
Eiweiß: 13 %
Kilokalorien: 733

▶ **Zubereitung** Schneiden Sie mit der Küchenschere die Spaghetti in mundgerechte Länge. Die Geflügelmortadella wird gewürfelt, ebenso die Essiggurke und die rote Paprikaschote. Anmachen mit Salz und Pfeffer, den fein geschnittenen Kräutern, 1 Esslöffel Öl, 2 Esslöffel Essig. Zum Nachtisch haben wir den Apfel reserviert.

Pikanter Bohnensalat

Kohlenhydrate: 51 %
Fett: 26 %
Eiweiß: 23 %
Kilokalorien: 800

▶ **Zutaten** 70 g Weißkohl • 1/2 rote Paprika • 50 g Banane 1/2 Grapefruit • 100 g Hühnerbrust • 1 EL Öl • Essig • Salz Pfeffer • je 1 Prise Cayennepfeffer und Ingwer • 60 g weiße Bohnen (ca. 200 g aus der Dose) • 1 Brötchen (60 g)

▶ **Zubereitung** Den Weißkohl und die Paprika in feine Streifen, die Banane in Rädchen, die Grapefruit in Stückchen und die Hühnerbrust in Würfel schneiden. Aus Essig, Öl und den Gewürzen die Marinade bereiten. Gegarte Bohnen und übrige Salatzutaten gründlich mischen, 10 Minuten ziehen lassen, mit dem Brötchen servieren.

Butterbrot mit gemischtem Obst

Kohlenhydrate: 72 %
Fett: 15 %
Eiweiß: 13 %
Kilokalorien: 440

▶ **Zutaten** 2 Scheiben Mischbrot (oder 1 Brötchen und 1 Scheibe Vollkornbrot) • 15 g Halbfettbutter • Obst (z. B. 1 Birne, 1 Orange, 2 getrocknete Feigen)

▶ **Zubereitung** Dies ist ein Abendessen für besonders Eilige. Ein Essen, das sehr viele Basenstoffe, wenig Eiweiß und extrem wenig Fett enthält. Das Brot wird mit der Halbfettbutter bestrichen, das Obst nur kurz gewaschen bzw. geschält, von den Feigen der harte Stiel entfernt – fertig.

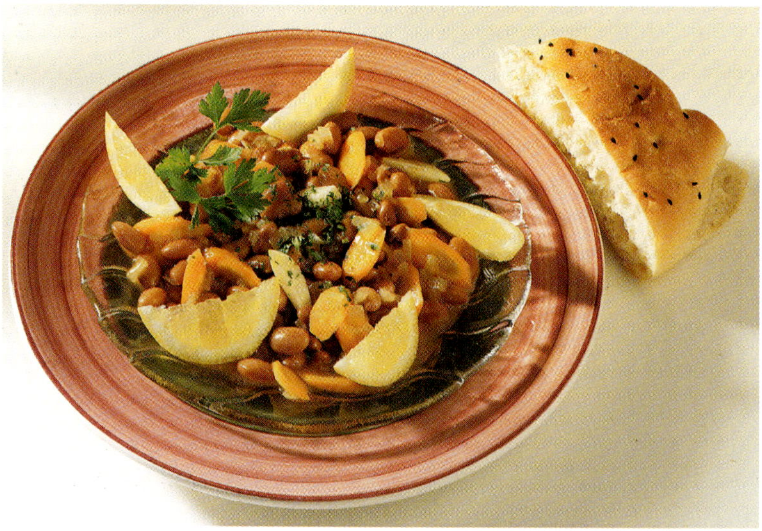

Pikante Bohnensalate sind besonders in den Mittelmeerländern sehr beliebt. Eine türkische Variante des Bohnensalates besteht z. B. aus dicken Bohnen, Karotten, Zwiebeln, Petersilie, Knoblauch und wird mit einem Dressing aus Zitronensaft, Olivenöl und Zucker angemacht.

Frühstück

Mit dem Frühstück bestimmen wir den Tag: Wie wir morgens essen, so sind wir später auch gelaunt. Gute Laune kommt jedenfalls nicht von Spiegeleiern auf krustig gebratenem Speck, so verlockend das auch duften mag. Sie kommt auch nicht von Wurst oder Corned Beef, erst recht nicht von gebratenen Fischen, die viele Engländer morgens zum Frühstück verzehren. Gute Laune machen vor allem jene Eiweißbausteine (oder Aminosäuren), die den Gehirnbotenstoff Serotonin erzeugen, der auch als Glückshormon bezeichnet wird. Das ist in erster Linie Tryptophan, das zusammen mit Tyrosin, Phenylalanin, Leuzin, Isoleuzin und Valin die Herstellung des Glückshormons bewerkstelligt – und zwar nur dann, wenn auch genügend Komplexzucker aus Brot, Haferflocken, Obst oder Salatgemüse zur Verfügung stehen.

Trinken Sie zum Frühstück nach Möglichkeit schwarzen, grünen oder Kräutertee. Tee gilt, wie bereits erwähnt als Basenspender ersten Ranges. Früchtetees sollten jedoch vermieden werden, sie wirken Säure bildend.

Schmackhafte Alternativen am Morgen

Wie bereits im Kapitel »Eiweiß, aber mit Verstand« besprochen wurde, sind Aminosäuren wichtige und wertvolle Nahrungsbestandteile. Zwar liefern Nahrungsmittel tierischer Herkunft einen hohen Eiweißgehalt, doch beinhalten sie auch große Mengen an Fett, aber keinerlei Ballaststoffe oder Kohlenhydrate. Ideal ist es, wenn man seinen Eiweißanteil durch Sojaprodukte oder Gemüse deckt. Trotzdem kann man sich zum Frühstück ab und zu eine Scheibe Emmentaler auf dem Brötchen, Erdnussbutterbrote, Camembert oder Joghurt gönnen.

Auch Brot mit frischen Früchten ist immer ein empfehlenswertes Frühstück. Zu Beginn einer Entsäuerungsdiät sollten alle Streichfette so knapp wie möglich eingesetzt werden. Als Alternativen bieten sich hefe- und sojahaltige Aufstrichpasten aus dem Reformhaus (z.B. Tartex) an. Auch sie haben viele Kalorien, aber sie bieten ein erheblich besseres Verhältnis von Kohlenhydraten, Fett und Eiweiß. Und vor allem enthalten sie konzentrierte Basenstoffe.

Sie können sich aber auch selbst ein paar Brotaufstriche herstellen. Probieren Sie unsere Rezepte aus – vielleicht sind Sie ja begeistert von den Rezeptideen und ihrer Verwirklichung!

Tante Friedas Leipziger Brotaufstrich

Kohlenhydrate: 35 %
Fett: 54 %
Eiweiß: 11 %
Kilokalorien: 550

▶ **Zutaten** 60 g Grünkernschrot • 1 EL Haferflocken • 1 Ei
2 EL Leinöl • Salz • Pfeffer • Majoran • Maggi • eventuell
Zwiebel- oder Knoblauchpulver

▶ **Zubereitung** Grünkernschrot und Haferflocken in wenig Wasser mit den Gewürzen aufkochen und heiß 5 Minuten quellen lassen, damit ein dicker Brei entsteht. Wenn dieser etwas abgekühlt ist, mit dem Ei mischen. Das Öl in der Pfanne heiß werden lassen und darin die Grünkern-Ei-Masse unter ständigem Rühren 5 Minuten rösten. Sie können den Aufstrich warm oder kalt servieren. Die zubereitete Menge reicht für ein paar Tage, sollte aber kühl aufbewahrt werden.

Arabische Kichererbsenpaste

Kohlenhydrate: 36 %
Fett: 53 %
Eiweiß: 16 %
Kilokalorien: 1100

▶ **Zutaten** 400 g gegarte Kichererbsen (Dose) • 1 Knoblauchzehe
Meersalz • Pfeffer • 2 EL Olivenöl • 1 EL Zitronensaft
1 EL Sesampaste (in Feinkostgeschäften und Asienläden)

▶ **Zubereitung** Sie können die Kichererbsen zerstampfen; einfacher ist es, sie in den Mixer zu geben, und zwar zusammen mit dem Knoblauch und den Gewürzen. Den zähen Brei dann mit dem Öl, dem Zitronensaft und der Sesampaste zu einer glatten Masse verrühren. Im Orient wird diese Paste überall mit rundem Fladenbrot gereicht. Sie können auch Weizenbrötchen, Roggenbrot oder Pumpernickel dazu essen. Die Paste wird in einer größeren Portion zubereitet, da sie sich problemlos einige Tage im Kühlschrank aufbewahren lässt.

Erdäpfelkaas

Kohlenhydrate: 41 %
Fett: 49 %
Eiweiß: 160 %
Kilokalorien: 950

▶ **Zutaten** 750 g mehlig kochende Kartoffeln • je 1/8 l süße
und saure Sahne • 1 Zwiebel • 1 TL Rosmarin (gemahlen!) • Salz
schwarzer Pfeffer

▶ **Zubereitung** Für ein Frühstück mit mehreren Personen werden die Kartoffeln gut gar gekocht, dann noch heiß geschält, durch die Kartoffelpresse gedrückt und mit den beiden Sahneportionen gut verrührt. Die Zwiebeln kommen fein gewürfelt dazu und werden zusammen mit Rosmarin, Salz und Pfeffer ebenfalls gut untergerührt. Der Erdäpfelkaas wird dick aufs Brot gestrichen.

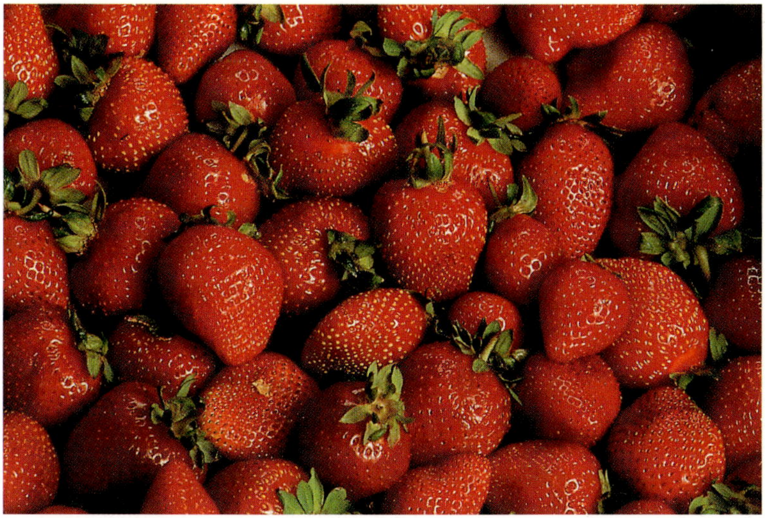

Frisch gepflückte Erdbeeren schmecken immer am besten und enthalten natürlich auch mehr wichtige Vitamine, als Erdbeeren, die längeren Transporten oder Lagerzeiten ausgesetzt wurden.

Erdbeerfrühstück

▶ **Zutaten** 2 Scheiben Vollkorntoast • 2 EL von »Tante Friedas Leipziger Brotaufstrich« (Rezept siehe Seite 90) • 125 g Erdbeeren

▶ **Zubereitung** Toast mit dem Brotaufstrich bestreichen, die Erdbeeren werden als i-Tüpfelchen des Geschmacks dazugegessen.

Kohlenhydrate: 51 %
Fett: 37 %
Eiweiß: 12 %
Kilokalorien: 460

Knackiges Frühstück

▶ **Zutaten** 2 Scheiben Vollkornknäckebrot • 1 EL Brotaufstrich aus dem Reformhaus • etwas Petersilie • 1/2 Grapefruit

▶ **Zubereitung** Für dieses Frühstück wird das Knäckebrot mit dem salzig gewürzten Aufstrich (gibt es in allen möglichen Geschmacksrichtungen, von Paprika bis Knoblauch) bestrichen und mit der gewiegten Petersilie garniert. Die Grapefruit gibt es hinterher.

Kohlenhydrate: 48 %
Fett: 40 %
Eiweiß: 12 %
Kilokalorien: 260

Winzerfrühstück

▶ **Zutaten** 2 Scheiben Vollkorntoast • 2 kleine Scheiben Emmentaler (zusammen 20 g) • 250 g Weintrauben, weiß oder rot

▶ **Zubereitung** Toast leicht rösten, mit Emmentaler belegen, kurz auf den Grill legen oder in die Mikrowelle geben. Dazu die Trauben reichen.

Kohlenhydrate: 69 %
Fett: 19 %
Eiweiß: 12 %
Kilokalorien: 405

Frühstück »Schöne Aussicht«

Kohlenhydrate: 58 %
Fett: 23 %
Eiweiß: 19 %
Kilokalorien: 190

▶ **Zutaten** 1 Becher fettarmer Heidelbeerfruchtjoghurt
125 g frische oder Tiefkühlheidelbeeren • 1/2 EL Leinsamen, geschrotet • 1 EL Schmelzhaferflocken

▶ **Zubereitung** Alle Zutaten werden in einer Schüssel zusammengerührt. Vor dem Essen etwas stehen lassen, damit der Leinsamenschrot und die Haferflocken etwas geschmeidiger werden können.

Bananenbrot mit Erdbeeren

Kohlenhydrate: 81 %
Fett: 9 %
Eiweiß: 10 %
Kilokalorien: 360

▶ **Zutaten** 2 Scheiben Mischbrot • 10 g Butter • 1 Banane
12 Erdbeeren

▶ **Zubereitung** Brote dünn mit Butter bestreichen, je 1/2 Banane mit dem Messer darauf quetschen (oder in Rädchen darauf verteilen), dazu die frischen, gewaschenen Erdbeeren essen.

Guten-Morgen-Grütze

Kohlenhydrate: 80 %
Fett: 7 %
Eiweiß: 13 %
Kilokalorien: 215

▶ **Zutaten** 5 EL Weizenflocken (ca. 40 g) • 1/8 l Wasser
1 Prise Salz • ein paar Spritzer flüssiger Süßstoff • 2 EL Milch
1 EL Zitronensaft • 1 Apfel

▶ **Zubereitung** Die Weizenflocken mit dem Wasser und 1 Prise Salz kurz aufkochen, 10 Minuten quellen lassen. Dann den Süßstoff, die Milch, den Zitronensaft und den in kleine Stückchen geschnittenen Apfel darunter ziehen. Ein Müsli, das wahrhaft gute Laune macht.

Schneller Porridge

Kohlenhydrate: 70 %
Fett: 15 %
Eiweiß: 15 %
Kilokalorien: 300

▶ **Zutaten** 5 EL Haferflocken (kernig oder zart) • 1/8–1/4 l Flüssigkeit (halb Wasser, halb fettarme Milch) • etwas Salz
Früchte wie Aprikosen, Pfirsiche, Trauben, Melone oder Mango

▶ **Zubereitung** Die Haferflocken in dem Milchwasser mit der Prise Salz aufkochen. Zugedeckt 5 Minuten quellen lassen. Das klein geschnittene Obst auf dem Porridge dekorieren und servieren.

Russische Grütze

Kohlenhydrate: 52 %
Fett: 40 %

▶ **Zutaten** 4 EL Buchweizenschrot • 1 EL Öl • 1/4 l Wasser
1/8 l Milch • 1 Prise Salz • 1 Banane • 1/2 Apfel

▶ **Zubereitung** Der Buchweizen wird im Topf ohne Fett kurz angeröstet, bis er eine goldene Farbe annimmt. Dann Öl, Wasser und Milch sowie Salz dazugeben, aufkochen und auf der abgeschalteten Herdplatte noch 15 Minuten quellen lassen. Banane und Apfel werden in kleinen Stücken darüber gegeben.

Eiweiß: 8 %
Kilokalorien: 500

Basilikumtoast mit Lachsschinken

▶ **Zutaten** 2 Scheiben Dreikorntoast • 1 EL Halbfettmargarine
2 Scheiben Lachsschinken (40 g) • 1/4 TL Basilikum in Öl
1/4 Grapefruit

▶ **Zubereitung** Die Toastscheiben werden im Toaster leicht geröstet, anschließend mit der Margarine bestrichen. Den Schinken darauf legen, mit dem Messer die Basilikumpaste auf den Schinken streichen. Nach Wunsch den Toast noch kurz unter dem Grill überbacken. Die Grapefruit wird wahlweise dazu oder hinterher gegessen.

Kohlenhydrate: 42 %
Fett: 38 %
Eiweiß: 20 %
Kilokalorien: 270

Bananenbrötchen

▶ **Zutaten** 1 Müslisemmel • 1 EL Honig • 1 Banane

▶ **Zubereitung** Die Müslisemmel wird halbiert und mit Honig bestrichen. Die geschnittene Banane auf die Brötchenhälften legen.

Kohlenhydrate: 90 %
Fett: 3 %
Eiweiß: 7 %
Kilokalorien: 290

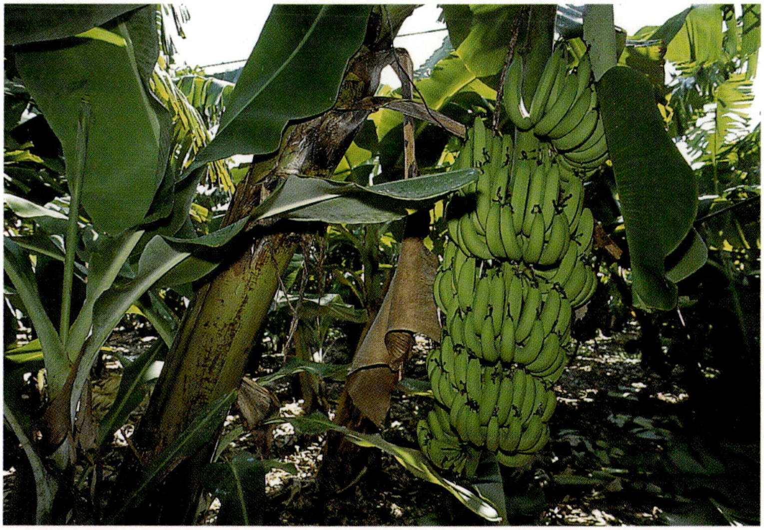

Bananen zeichnen sich vor allem durch ihre heilenden Stoffe aus: Sie wirken gewichtreduzierend, entgiftend, blutdrucksenkend, helfen bei Schlafstörungen und beruhigen die Nerven.

Rotes Brot

Kohlenhydrate: 67 %
Fett: 24 %
Eiweiß: 9 %
Kilokalorien: 280

▶ **Zutaten** 2 EL Halbfettmargarine • 2 Scheiben Roggenmischbrot
1 rote Paprikaschote • 1 TL Petersilie (gewiegt)

▶ **Zubereitung** Margarine auf die Brote streichen. Die Paprika waschen und abtrocknen, in 3 Zentimeter breite Streifen schneiden, das Kernhaus und die watteartigen Wände entfernen. Die Streifen werden auf die Brotscheiben dekoriert und mit der frischen Petersilie verziert.

Spinatnester

Kohlenhydrate: 53 %
Fett: 27 %
Eiweiß: 20 %
Kilokalorien: 650

▶ **Zutaten** 125 g Weizenvollkornmehl • 1/4 Päckchen Trockenhefe
1/8 l Wasser • 1 TL Olivenöl • 250 g Tiefkühlblattspinat • Salz
weißer Pfeffer • 1 EL Parmesan

▶ **Zubereitung** Das Mehl mit der Hefe, der Prise Salz, dem Wasser und dem Olivenöl verkneten, zwei kleine Schüsseln aus dem Teig formen. Den aufgetauten Spinat mit etwas Salz, Pfeffer und dem Parmesan mischen, in die beiden Teigschüsseln füllen und im Backofen bei 200 °C ca. 15 Minuten backen.

Tomatenfrühstück

Kohlenhydrate: 50 %
Fett: 37 %
Eiweiß: 13 %
Kilokalorien: 290

▶ **Zutaten** 1 Vollkornbrötchen • 1 EL von »Tante Friedas Leipziger Brotaufstrich« (Rezept siehe Seite 90) • 2 Tomaten • Salz • Pfeffer

▶ **Zubereitung** Die beiden Brötchenhälften mit dem Brotaufstrich bestreichen, die Tomaten in Scheiben schneiden, darauf üppig dekorieren, etwas salzen und pfeffern.

Falscher Burger

Kohlenhydrate: 61 %
Fett: 23 %
Eiweiß: 16 %
Kilokalorien: 380

▶ **Zutaten** 1 rundes Brötchen • 2 runde Scheiben Pumpernickel
30 g Kräuterfrischkäse (60 %) • 6 Radieschen

▶ **Zubereitung** Das Brötchen wird quer in 3 Teile zerschnitten. Pumpernickel und Brötchenscheiben einseitig so mit dem Kräuterfrischkäse bestreichen, dass man sie gut zusammenklappen und schichten kann. Nun abwechselnd Brötchen-Pumpernickel-Brötchen zu einem Burger aufeinander schichten. Wer mag, kann die Radieschen in Scheiben schneiden und zwischen die einzelnen Schichten legen oder sie im Ganzen dazuessen.

Über den Autor

Norbert Treutwein ist Journalist und arbeitet fast ausschließlich in den Bereichen Wissenschaft und Gesundheit. Er war Chefredakteur verschiedener medizinischer Fachzeitschriften.

Literatur

Hosch, Harald: Gesund durch Entsäuerung. Dr. Werner Jopp Verlag. Wiesbaden 1994
Kovács, Heike/Preuk, Monika: Die natürliche Darmsanierung. Südwest Verlag. München 1997
Kraske, Dr. Eva-Maria: Wie neugeboren durch Säure-Basen-Balance. Gräfe & Unzer Verlag. München 1996
Simon, Dr. Thomas: Rat und Hilfe für Magen, Darm und Po. Südwest Verlag. München 1997
Treutwein, Norbert: Übersäuerung – Krank ohne Grund? Südwest Verlag. 3. Auflage, München 1997

Hinweis

Das vorliegende Buch ist sorgfältig erarbeitet worden. Dennoch erfolgen alle Angaben ohne Gewähr. Weder Autor noch Verlag können für eventuelle Nachteile oder Schäden, die aus den im Buch gemachten praktischen Hinweisen resultieren, eine Haftung übernehmen.

Anmerkung der Redaktion

Sie haben es sicher gemerkt, dass wir diesem Buch die neuen amtlichen Rechtschreibregeln zu Grunde/zugrunde gelegt haben.

Bildnachweis

Bilderberg, Hamburg: 9 (Wolfgang Kunz), 64 (Etienne Poupinet), 77 (Milan Horacek), 93 (Eberhard Grames); IFA-Bilderteam, Taufkirchen: 81 (K. Lehmann), 88 (Schmitz); Image Bank, München: Titelbild (Max Schneider), 25 (Novosti Press), 50 (M. Skott), 91 (Luis Castaneda); Kerth Ulrich, München: 73; Pasieka Alfred, Hilden: 16, 36; Südwest Verlag, München ©: U4 (Hans Seidenabel); Tony Stone, München: 1 (Peter Correz), 6 (Gareth Trevor), 45 (Jeremy Walker), 54 (Christel Rosenfeld)

Impressum

Redaktion:
Dr. Judith Schuler
Projektleitung:
Susanne Garte
Medizinische Fachberatung
und Redaktionsleitung:
Dr. med. Christiane Lentz
Bildredaktion:
Sabine Kestler
Produktion:
Manfred Metzger
Umschlag:
Till Eiden
DTP/Satz:
Reiner Löb
Druck:
Color-Offset, München
Bindung:
R. Oldenbourg, München

Printed in Germany

Gedruckt auf chlor-
und säurearmem Papier

ISBN 3-517-07519-1

Register